JN144561

オーガスト流

30日で体が10歳若返る食事

オーガスト・ハーゲスハイマー
August Hergesheimer

講談社

はじめに

3年前に出版した僕の著書『老けない人はやめている』（講談社）では実にたくさんの反響をいただきました。

「パンとコーヒーだけの朝食」「午後3時以降のコーヒー」「ドライフルーツや蜂蜜」「乳製品」「豆乳」「油抜きの食事」など、何げなく日々食べているもの、また、健康やダイエットのためによかれと思っていた食習慣こそ体を「老けさせる」「太らせる」「疲れさせる」元凶であることをお話ししたのですが、ショックを受けた方も多かったようですね。

それと同時に、僕が自分の体で試した結果から編み出した「オーガストメソッド」の食事法を実践した多くの人たちからは、「肌がキレイになった」「体が変わった！」「痩せた」などの嬉しい報告がありました。

やはり自分の理論は正しかったのだと確信して僕も喜んでいたのですが——ある日、美容関係の仕事をしている女性がふとつぶやいたひと言に衝撃を受けました。

「あなたのメソッドは素晴らしいけれど、90％の日本人には無理よ」

「いったいなぜ!?」僕の提唱する方法は、特別な食材を使うわけでもなく、調理法もシンプルで手間もかからない。誰もが取り入れやすいはずなのに――僕はものすごくショックを受け、いろいろな人の意見を聞いてみました。

すると、前作で紹介した食事の例を見て、食べてもOKの食材が少ない、和食が好きな日本人にはハードルが高い、と誤解している方が結構いらっしゃることに気づきました。

ちなみにオーガスト流の食事を簡単にまとめると、

・緑の濃い葉野菜を毎食食べる
・卵、肉、魚でたんぱく質をしっかり摂る
・ローフードか、生に近い状態で食べる
・オリーブオイルなどの良質な油をたっぷり摂る
・糖質を控える

というのがベースです。

確かに僕は13歳からアメリカで生活していたため、普段の食事はアメリカンスタイルの、いわゆる洋風の食事が中心。母は日本人ですが父がアメリカ人のため、幼い頃から和食を食べる習慣がなく、例として紹介した自分の食事も洋風のものがほとんどでした。
でも、僕は「昔から食べられてきた日本の食にこそ、老けない、太らない食べ方のヒントが詰まっている」と思っているのです。
たとえば刺身。良質の脂質と良質のたんぱく質の宝庫であるうえに、火を通さずに生で食べるという素晴らしい調理法です。まさに僕が求める究極のローフードで、完璧なアンチエイジング食！　さっと炙(あぶ)るだけのカツオや牛肉のたたき、鶏わさ、しゃぶしゃぶは僕もよく食べますし、大根おろし、味噌、ごま……日本には僕が理想としている食材や食べ方がたくさんあるのです。
そこでこの本では、オーガスト流の食事法を、毎日の生活でどのように実践していけばいいのかを、具体的にお伝えしたいと思います。前作の『老けない人はやめている』でご紹介した理論のいわば実践編ですね。
今回は〝普通の日本人でもできる〟ことを実証するために、一般のモニターの方に30日間、ご体験いただきました。
すると、たった1ヵ月で「ウエストマイナス7㎝、お腹まわりマイナス12㎝！」「7kg痩せてベルトの穴3つ分、15㎝もウエストが細くなった」など、驚きの結果を出した方が続々！　肌の色つやがよくなったり、抜け毛が減ったり、花粉症が軽くなったりと他にも嬉しい効果があり、「ずっと続けたい！」と、皆さん喜んでくださいました。

このように、オーガストメソッドは単にスリムな体を目指すだけでなく、細胞ひとつひとつが健康で若々しくいられるためのアンチエイジングが目的。鏡に映る姿はもちろん、目には見えない体の中まで美しく磨いてくれるのです。

体験者の方々の食事内容をご覧になれば、普通の和食中心の食生活でも無理なくできるということがわかっていただけるはずです。皆さんが普段食べているものをほんの少し変えるだけ！　オーガスト流は簡単に実践できます。

美しい体、健康な体を取り戻すには、とにかく「今までの習慣」から抜け出すこと！食事の習慣は一朝一夕には変えられないので、ぜひ1ヵ月だけがんばってみませんか？「1ヵ月なんて長すぎる」と思った方、この先の一生のことを考えてみてください。たったの30日間、とても短い期間ですよ（笑）。

現在53歳にして体内年齢36歳。そんな僕もこの食事法をスタートさせたのは40歳を過ぎてから。「遅すぎる」なんてことはありません。いくつになっても体は変えることができます！　ぜひ、多くの方にオーガストメソッドを実践してほしいと願っています。

目次

第2章

30日でウエスト最大16cm減！ モニター8人の成果を紹介

第3章

これは食べていいの？ どうすればいい？ 疑問にすべて答えます

サラダについて

序章

オーガストメソッドの基本をおさらい

まず、オーガストメソッドを知っていただくために、僕の理論の柱となる、3つの大事な考え方についてお話ししたいと思います。

基本 1

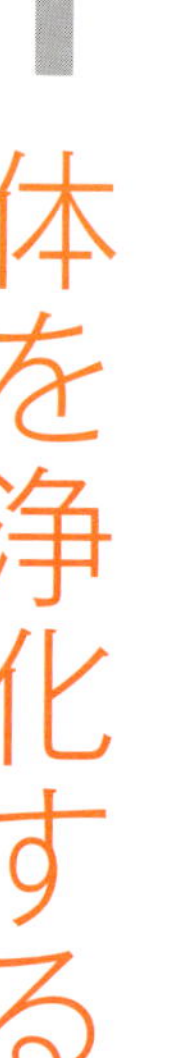

体を浄化する

1つ目は、「体内をキレイにお掃除してあげること」。いくら体にいい栄養素を取り入れても、肝心の体が汚れていては健康な体とはいえませんよね。

とはいえ、体を汚す原因は身のまわりに溢れています。車の排気ガス、海洋汚染、タバコ、農薬、食品添加物……。これらは細胞を錆びつかせる〝活性酸素〟を増やし、体をどんどん老けさせてしまいます。残念ながら、どんなに防いでも私たちの体にはこういう悪いものが自然に溜まっていくのが常。ですから、メイク落としと同じように毎日、体の中をクレンジングしてあげることは、いい栄養を取り入れる以上にとても重要なことなのです。

では、体をキレイにするには何が必要なのでしょうか？　僕のおすすめは緑の濃い葉野

菜と青汁を摂ることです。

生の葉野菜にはビタミン、ミネラルはもちろん、フィトケミカル（抗酸化成分など植物に含まれる健康にいい成分の総称）が含まれていて、中でもクロロフィルはデトックス効果がとても高いといわれています。ですのでオーガストメソッドは、毎食たっぷり生の葉野菜のサラダを摂ることが基本です。

もちろん完全無農薬の葉野菜のサラダを毎食きちんと食べられればよいのですが、なかなか現実的には難しいですよね？　そこで、補完するために欠かせないのが青汁です。僕は大麦若葉、スピルリナなどを粉末にした青汁パウダーを水に溶かして毎朝2包飲む、という習慣を15年以上も続けています。

かつて40種類以上のサプリメントを飲み、それでも体の疲れが抜けなくて悩んでいたときに、整体師の先生にすすめられたのが青汁を始めるきっかけでしたが、半信半疑で飲み始めたところ、体調や体型が劇的に改善！　それ以来青汁のパワーに開眼し、よりよい素材を求めて世界中を探し、結局自分で製品を作ってしまったほどです。

そんな僕の経験からも、緑の濃い葉野菜と青汁には、体を浄化する力がある、と確信しています。青汁は完全無農薬で、製造の際に加熱処理していないものを選ぶことが絶対条件ですが、自然食品のお店やインターネットなどで購入できますので、皆さんもぜひ青汁を取り入れてみてくださいね。

基本 2
体のpHバランスを整える

「pHバランス」と聞いてもおそらくピンとこない方が多いと思いますが、簡単にいうと、血液のアルカリ性・酸性のバランスのことです。

血液のpHは通常7・35〜7・45という微妙な数値を保っているのですが、このpH値が少しでも崩れると人間は意識を失うこともあるほど、大事なもの。普段、私たちが摂っている食べ物にも酸性とアルカリ性があり、血液のpHバランスに影響しているのです。

ところが、私たちの食事はどうしても酸性に傾きがち。酸性食品は肉類、ハム・ソーセージなどの加工品、魚介類、卵、穀物、砂糖、乳製品、コーヒー、熱処理された油、炭酸飲料などがあげられますが、それだけではありません。

生の野菜はアルカリ性ですが、火を通した途端、酸性食品に変化してしまうのです。つまり、私たちが食べているものの大半は酸性食品ということ！

血液が酸性に傾くと体のいろいろなところに影響が出ます。たとえば、脳が血液のpHバランスを保とうとすると、アルカリ成分を骨の中のカルシウムから調達しようとします。その結果、骨粗鬆症（こつそしょうしょう）になるリスクが高まることにつながります。

ちなみに僕が乳製品を積極的におすすめしない理由もここにあります。健康な牛の乳を非加熱で製品にした牛乳は別として、一般的に売られている牛乳は栄養素も壊れているうえに酸性食品です。もちろん、その牛乳から作ったチーズやヨーグルトも同じこと。

骨を丈夫にしようと摂っている乳製品が、実は逆に骨をスカスカにしている可能性もあるのです。また、血液が酸性に傾くと、酸から守ろうとして内臓脂肪が増えるという説もあります。骨がもろくなったり内臓脂肪が増えたりするなんて、アンチエイジングどころの話ではありませんよね。

ただ、勘違いしないでいただきたいのですが、だから酸性食品をゼロにしよう、という話ではありません。酸性食品だとしても肉や魚、卵の良質なたんぱく質は体に必要な栄養ですし、油もオーガストメソッドでは欠かせないアンチエイジング食材です。

実は解決策は簡単。酸性食品を食べたら、アルカリ性食品を同時に摂ればいいのです。

手っ取り早く取り入れられて、しかも高アルカリ性食品なのが、基本1でもお話しした「生の葉野菜」。ベビーリーフ、ルッコラ、ブロッコリースプラウトなどの緑の濃い葉野菜をサラダとしてたっぷり摂りましょう！　肉や魚、卵を食べるときはその2～3倍の量を食べるのが目安。たったそれだけで体が酸性に傾くのを防ぐことができるんです。

ちなみに、乳製品のカルシウムより、葉野菜に含まれるカルシウムのほうが吸収率が高いこともわかっています。つまり、葉野菜は「骨のアンチエイジング」にも一役買ってくれるわけです。グリーンサラダは本当に体にいいことがいっぱい！

ぜひ毎日の食事に意識的に取り入れてみてください。

基本 3 糖質を控える

『老けない人はやめている』の中でも糖質の害についてはたくさん述べてきました。疲れが抜けないのも、仕事中に眠たくなるのも、もちろん太ってしまうのも糖質のせい。

とにかく現代人は炭水化物や甘いものを摂りすぎています！

食事で糖質を摂るとインスリンというホルモンがたくさん分泌されるのですが、これこそが脂肪を溜めるもと。インスリンは使い切れなかった糖質（ブドウ糖）を脂肪に変える働きがあります。糖質は体にとって都合のいいエネルギー源なので、余った分は脂肪の塊にして備蓄しておこうとするのです。それがお腹まわりやお尻などにつくいや〜な贅肉というわけです。

糖質がどんどん体に入ってくれば、脂肪をわざわざ使ってエネルギーを作る必要がないので、運動しても溜まった脂肪が落ちなくなってしまいます。以前、僕は毎日必死に40分腹筋運動をしても腹筋が割れなかったのですが、それはまさに糖質の多い食事を続けていたことが原因。

人間の体はエネルギーを作り出すときに、真っ先に糖質を使います。体にとっては脂肪を使うよりもそのほうがラクに効率よくエネルギーを作れるからなんです。

体は糖質の〝在庫〟がなくなってはじめて脂肪からエネルギーを作り出すので、摂取する糖質を減らさないと、脂肪を溜めない＆燃やすサイクルが働かないのです。

また、インスリンは、他のホルモンの働きを邪魔するので、糖質の摂りすぎは睡眠の質の低下や体の回復の妨げにもつながります。今の食生活にする前、僕は仕事中も眠くてたまらなかったり、いくら寝ても疲れが抜けないのが悩みでした。それも糖質の摂りすぎが原因だったのです。

さらに「糖質＋カフェイン」の組み合わせは絶対に避けるべき！　カフェインは脂肪燃焼効果があり、単品で活用する分にはダイエットにプラスになりますが、炭水化物が加わると逆に糖質を中性脂肪に変える〝手伝い〟をしてしまうのです。つまりお腹まわりの脂肪がつきやすくなるということ。朝はパンとコーヒー、お昼はおにぎりと緑茶、おやつはスイーツと紅茶、という方は、今すぐその習慣をやめましょう。

といっても、オーガスト流食事法は「糖質を一切摂らない」ということではありません。あくまで摂りすぎがよくないのであって、適正な量を食べる分には何の問題もありませんから、「一生、ご飯や麺が食べられないの？」と勘違いしないでくださいね（笑）。

一回の食事で摂っていい炭水化物は「自分の握りこぶし1個分」。ご飯だと軽めの1膳、パスタは80gくらいが目安です。これさえ守れば一日3食、炭水化物を食べてもＯＫですよ。

最初は少ししんどいかもしれませんが、体が慣れて脳にきちんと栄養がまわりはじめると自然と糖質をそこまで欲しがらなくなるはずです。

僕も以前はドクターペッパーが大好きで、どこの自販機に入っているのか必ずチェックし、誘惑に負けないよう前を通らないようにしていたほどですが（笑）、最近は飲みたいと思うことが少なくなり、自販機の前を素通りできるまでになりました。

今回のモニターの中に、４００gのパスタをぺろりとたいらげていた〝炭水化物中毒〟の男性がいらしたのですが、「この食事法に変えてから、握りこぶし一個分以上はお腹が重くなるので食べられなくなった」そうです。ぜひ１ヵ月はがんばってみてくださいね。

オーガストメソッドの基本 まとめ

1 体を浄化する
──緑の濃い葉野菜と青汁が効果的

2 体のpHバランスを整える
──アルカリ性食品を意識して摂る

3 糖質を控える
──一回の食事での適正量を守る

第1章

脂肪が
みるみる落ちる食事法、
5つのポイント

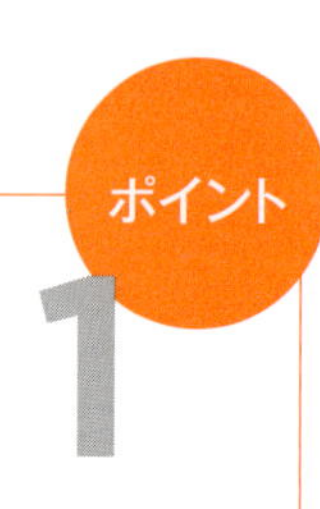

基本は普段の食事プラス生野菜のサラダ！

序章でお話しした通り、生の葉野菜は体内をクレンジングしたり、酸性に傾きがちな体のpHバランスを整えたり、抗酸化成分をまるごと摂取できたりと、体をキレイにするのにうってつけの食材！　**僕は毎食、大きなお皿の半分が濃い緑の葉野菜になるようにたっぷりサラダを食べています。**今回モニターをしてくれた男性の中には、「今まで生きてきた中でいちばんたくさん野菜を食べたかもしれない！」という方もいらしたくらい（笑）、僕のメソッドは毎食サラダを食べるのが基本です。

サラダというと、いろんな種類の野菜を入れたカラフルなサラダのほうが栄養バランスがよさそう、と思うかもしれませんが、オーガスト流サラダの主役はあくまで濃い緑の葉っぱ。むしろ、他の野菜でお腹いっぱいになるくらいなら、グリーン一色のサラダのほうが理想的なのです。

手軽でおすすめなのがベビーリーフ。これならカットする手間も省けるし、洗うだけなので忙しい朝もさっとプレートにのせられますよね。

このほか、ルッコラ、スプラウト、クレソン、パセリなどの緑の濃い野菜もおすすめ。ちなみにポテトサラダやマカロニサラダは加熱していますし、炭水化物がほとんどなので、オーガスト流ではサラダに含みません。

ですので、和食のときもぜひ葉野菜をプラスしてみてください。和食は野菜を加熱している料理が多いのですが、栄養をまるごと取り入れる意味でやはり野菜は生で食べることが大事なので、お浸しや煮物、味噌汁の野菜とは別に、必ずサラダを摂るようにしましょう。水菜、大根などにごま油をかけて和風サラダにするのもいいですよね。

皆さんの普段の食事スタイルが、焼き魚、煮物や野菜の小鉢、漬物、味噌汁、ご飯、という場合でも、そこにたっぷりのサラダをプラスするだけで立派なオーガスト流に！　それならできると思いませんか？

もし、ベビーリーフなどが手に入らない場合は、レタスやキャベツでもかまいません。摂らないよりは断然いいですから！　僕もどうしても仕方がないときにはコンビニでサラダ2つ（1つじゃ足りないので）とゆで卵を買ってすませることがあります。

仕事や子育てに忙しい人もなんとか工夫して、まずは毎食葉野菜のサラダをたっぷり食べることからぜひ実践してみてください。

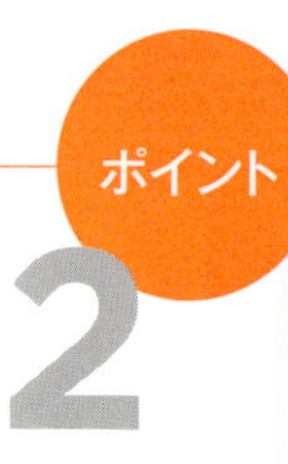

良質の油をたっぷり摂る

もうひとつ、オーガスト流の食事に欠かせないのが良質の油です。

序章でお話ししたように、糖質を控えることがダイエットやアンチエイジングには不可欠ですが、溜め込んだ脂肪を燃やす際に〝エンジンオイル〟の役目をしてくれるのが油です。油（脂肪酸）は栄養を取り込んだり、老廃物を排出したり、ウイルスから守ったりする細胞膜の材料として欠かせません。

ダイエット中だからと油抜きに励む人がいますが、これは本当に逆効果！　糖質は脂肪として体に蓄積されますが、余分な油は排出されるため、脂肪として体につくことはありません。摂りすぎても太る心配はないので、油は積極的に取り入れましょう。

オイルは栄養素を体の中にスムーズに送り込む働きがあるので、サラダを食べるときはオイルも一緒に摂るのがオーガスト流の鉄則！　僕はサラダにエキストラヴァージンオリーブオイルを最低でも大さじ2杯くらい、葉っぱの一枚一枚にまんべんなく行き渡るくらい、たっぷりかけて食べています。500㎖の瓶を2週間で使い切るほどの消費量です(笑)。

一方で、控えたほうがいい油もあります。熱処理された油、加工油、マーガリン、マヨネーズ、ドレッシングなどに含まれるトランス脂肪酸は、百害あって一利なし！　血中のコレステロールを増加させるほか、ホルモンバランスを乱すなど体に害があるという報告が多数あります。また「サラダ油」と書いてある油の多くには大豆油が含まれていますが、大豆油はアレルギーを引き起こす成分が含まれるうえに、遺伝子組み換えをされた大豆を使ったものが多いことからも、僕はおすすめしません。

ですので、サラダにマヨネーズやドレッシングをかける食べ方はやめて、オリーブオイルやごま油などの良質な油を選んで使ってください。オフィスなどにもサラダ用にオリーブオイルの小瓶などを常備しておくといいですね。味つけの基本は海塩で。レモン、スパイス、少量のバルサミコ酢などでアレンジしてみてください。

ただし、どんなにいい油も空気に触れるだけで酸化します。ボトルを開封した途端に酸化が進むので、早めに使い切れる小さい瓶を選ぶようにしましょう。少し割高になってしまうかもしれませんが、1人なら250㎖、家族がいる人は500㎖くらいがちょうどいいでしょう。僕は、今日はオリーブオイル、明日はアボカド油、といくつかの種類の油を使い分けていますが、すべて数週間で使い切って残らないようにしています。

それと、加熱して酸化した油も悪い油なので、オーガスト流では揚げ物は基本的にNG。特に市販のお惣菜の唐揚げやフライなどは、古い油を使い回したり、時間がたったりしている可能性があるので避けましょう。

加熱に使うときは、熱に強いバターやラード、ココナッツオイルなどがベスト。炒め物など軽く火を通す程度ならオリーブオイルやごま油でもOKです。

ポイント 3

炭水化物は毎食握りこぶし1個分までOK

炭水化物がやめられない、という人は多いですよね。ご飯はもちろん、そば、うどん、パスタなどの麺類もよく食べるので、日本人の食事の約7割は炭水化物といわれています。

ただ、僕のメソッドでは炭水化物は量さえ守れば無理にやめる必要なし。成果を早く出したい場合は夕食のみ炭水化物を抜くと効果的ですが、一回の食事で握りこぶし1個分は炭水化物を摂っても大丈夫です。

僕の場合、ランチは外食がほとんどですが、握りこぶし1個分くらいのパスタを楽しむことがあります。もちろん、ダイエット中は炭水化物をなるべく減らしたほうが脂肪の落ちるスピードも早いですが、この量さえ守っていれば、痩せないとか、ダイエット後にリバウンドするといったことはまずありません。30日がんばって続ければ、体が慣れて炭水化物をあまり欲しがらなくなるはずです。

事実、今回オーガストメソッドを体験した方にダイエット後の話をうかがうと、「炭水化物を摂りすぎると気持ち悪くなった」という声が多く、元の食事に戻りたい気持ちが起きなくなった方がほとんど。こうなったらオーガスト流が自分の食べ方として定着した証です。

オーガスト流はシビアでつらい糖質制限とは違います。一生、炭水化物や甘いものが食べられないわけではないので、どうか安心してください（笑）。

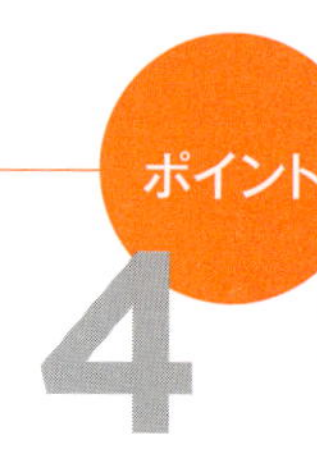

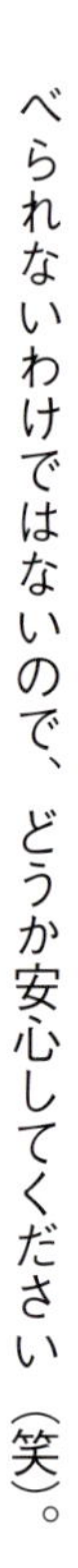

動物性たんぱく質をしっかり摂る

そして、オーガスト流のポイントは動物性のたんぱく質をしっかり摂ること。ダイエットのためにヘルシーな大豆などの植物性たんぱく質を摂っている人は多いのですが、必須アミノ酸がバランスよく摂れるのはやはり肉、魚、卵などの動物性たんぱく質。

たんぱく質は朝、昼、晩の3回の食事に分けて欠かさず摂ることが大事です。というのも、一回の食事で吸収できるたんぱく質は20～30gと限りがあります。

食材によってたんぱく質の含有量や吸収率には違いがあるのですが、量に換算すると一回に摂る量は牛肉、豚肉、鶏肉は100～150g、魚は150～200g、卵は3個が目安。それ以上のたんぱく質は吸収できないばかりか、摂りすぎは腎臓に負担をかけるので、一回の食事でまとめてたくさん摂ろうとしないように注意しましょう。

朝食でおすすめのたんぱく質はやはり卵。卵は栄養バランスが完璧な〝若返りフード〟！　この小さな中に、ビタミンCと食物繊維以外の、私たちに必要な栄養素がぎっしり詰まっているのです。

たとえば、卵黄に含まれるコリンはコラーゲンの生成を助ける働きがあり、ぷるんとした肌や美しい髪、爪を作るのに欠かせない成分。また、卵の良質なたんぱく質は空腹のサインを出すグレリンというホルモンを抑制するので、食欲のコントロールに役立ちます。

ちなみに「卵を食べましょう」というとコレステロールを気にする方はとても多いのですが、卵を食べてもコレステロール値には全く影響しません。コレステロールの原因になるのは、トランス脂肪酸や酸化した油などの悪い油や糖質。脂質異常症などの病気の方以外は心配せず、一食3個を目安に積極的に摂ってください。

目玉焼き、だし巻き卵などは和食にも合いますし、時間のないときはコンビニに売っているゆで卵でもOK。

栄養学的には卵は軽く火を通したほうがビオチン（水溶性ビタミンの一種）などの吸収率が高まるので、半熟状態のスクランブルエッグやオムレツのほか、温泉卵もいいですね。日本は新鮮で安全な卵が買えるので、ご飯の量に気をつければ卵かけご飯にして生で食べるのもOK。
次は昼食。忙しいとおそばやうどんで手軽にすませる方も多いのですが、僕はおそば屋さんでは、鶏わさやだし巻き卵などのサイドメニューを必ずオーダー。定食屋さんでは小さい魚だと若干たんぱく質が足りないので、ご飯のかわりに焼き魚を2枚頼みます。
そして、夕食こそ刺身やたたきなどの和食を活用してぜひローフードを取り入れたいもの。しゃぶしゃぶなど、和食にはさっと軽く火を通すだけの料理がたくさんありますよね。
ローフードをすすめるのは、消化にかかる負担を減らすのが目的。というのも、加熱した食べ物は消化が悪いので、消化のためにエネルギーを使い果たしてしまいます。すると寝ている間に活発になるはずのホルモンが働けず、体が回復できないので、夕食は消化の負担が軽いローフードにするのがベストなのです。目覚めがよくなるうえに、消化が早いとお腹がすくので朝食をしっかり食べられるようになりますよ。
刺身は調理しなくてすむので、忙しい人にとっても一石二鳥ですよね。魚は肉よりたんぱく質の吸収率が低いため、肉の2倍の量を目安に摂りましょう。僕も刺身などは2パック食べています。
魚の中ではイワシがお気に入り。オメガ3が他の魚より多く含まれていますし、小さな魚は水銀などの有害な重金属含有の心配も少ないためです。刺身で食べる以外には、オリーブオイル、酢、にんにく、ハーブ、塩などでマリネしたものをよく食べます。日本では生で食べられる新鮮な卵や魚介類が簡単に手に入るので、たんぱく質の取り入れ方をぜひ工夫してみてください。

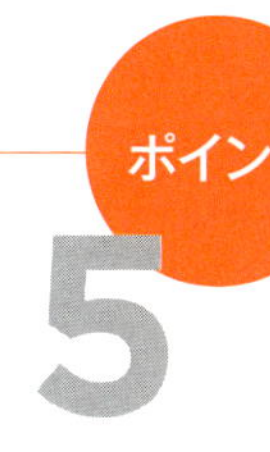

ポイント5 昼食と夕食の間におやつを忘れずに！

オーガスト流では、一日3回の食事の他におやつ（間食）を摂ることをすすめています。基本は昼食と夕食の間の1回。朝食を朝早く食べるような人はランチまでの時間が長いので、朝食と昼食の間に摂ってもかまいません。それぞれのライフスタイルに合わせて、食事と食事の間がいちばんあく時間に必ずおやつをはさむように習慣づけましょう。

なぜおやつが必要かというと、食事と食事の間を4時間以上あけないため。お腹がすくとグレリンというホルモンが活発になり、脳が「食べなさい」というサインを出します。

そのときダイエットのために我慢して食べなかったりすると、一回の食事の量が増えたり、脂肪を溜め込みやすくなったりしてしまうのです。体を大きくするために食事の回数を減らして一度にドカ食いするお相撲さんを見れば、なるほど、と思いませんか？

このおやつはお腹のすき間を埋めるというのが目的ではなく、血液に栄養を送って脳に満足感を与えるためのものなのです。

そこで必要になってくるのが、アミノ酸と脂肪酸です。おすすめはナッツ、アボカド、卵。僕はくるみやココナッツなどを袋に入れていつも持ち歩き、おやつの時間を忘れないようアラームをセットして（笑）摂っています。ナッツくらいなら仕事の合間にオフィスで食べても許されますよね。

また、ココナッツバターを冷蔵庫で冷やし固めると、ホワイトチョコレートのように！ほんのり甘みがあって、ナッツを入れると食感もいいので女性に好評です。

そして、ぜひ試してほしいのがエッグスムージー。パイナップルorトマトorアボカドと卵を一緒にミキサーにかけると、ミルクシェイクのようなクリーミイな口当たりになってとても美味しいですよ！

とにかく、空腹時間を作らないことがポイント。脳をつねに満腹状態にしましょう。

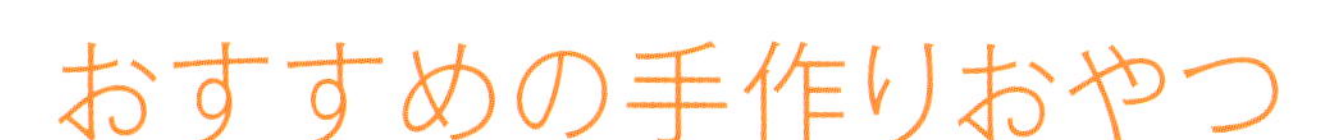

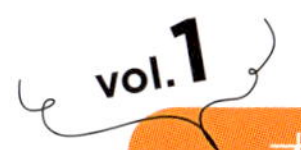

オーガストのエッグスムージーレシピ

※材料はすべて1人分
※作り方=野菜や果物は皮などを除いて、適当な大きさにカットし、
すべての材料をミキサーに入れて攪拌するだけ！

パイナップルジンジャーのエッグスムージー

- 全卵……2〜3個
- パイナップル（生のもの）……約100g
- しょうが……適宜

トマトのエッグスムージー

- 全卵……2〜3個
- トマト（またはトマトペースト大さじ1）……1個
- エキストラヴァージンオリーブオイル……大さじ2
- 海塩……1つまみ

アボカドのエッグスムージー

- 全卵……2〜3個
- アボカド……½個
- エキストラヴァージンオリーブオイル……大さじ2
- 水……60〜80㎖（お好みで調整）

カカオのエッグスムージー

- 全卵……2〜3個
- カカオパウダー……大さじ2
- ココナッツミルク……100㎖
- シナモンパウダー……小さじ½

グリーンエッグスムージー

- 全卵……2〜3個
- ヴァージンココナッツオイル（常温で溶かしたもの）……大さじ1
- 青汁パウダー（ベジパワープラス）……1〜2包

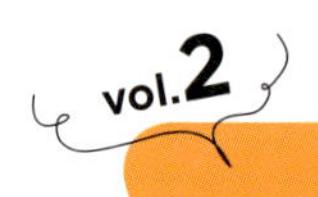

ココナッツバター

ココナッツの果肉をまるごとすりつぶしたのがココナッツバター。
食物繊維が豊富で低糖質! そのままパンなどに塗って食べてもおいしいですが、
冷蔵庫や冷凍庫で冷やし固めるとホワイトチョコレートのように!

ココナッツバター with ナッツ&ドライクランベリー

材料

ココナッツバター……200mℓ
くるみ……適量
ドライクランベリー……適量

作り方

ココナッツバターは瓶ごと湯せんにかけてよく溶かします。
バットにオーブンシートを敷いて流し込み、くるみとドライクランベリーを散らし冷蔵庫で冷やし固めます。

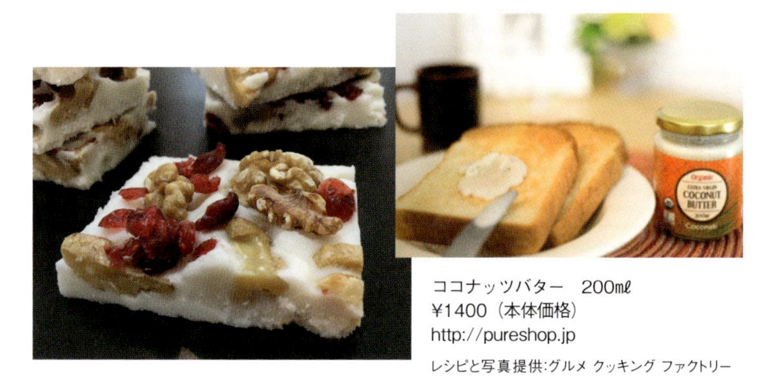

ココナッツバター 200mℓ
¥1400(本体価格)
http://pureshop.jp

レシピと写真提供:グルメ クッキング ファクトリー

何をどう食べてるの!?

オーガストの1週間の食生活を公開!

ニュージーランドに自宅があるので、東京にいる間はどうしても外食が多くなりがち。
でも、サラダを追加してドレッシングを断りオリーブオイルやごま油をかけたり、
炭水化物を握りこぶし1個分にしてもらったり、と
〝オーガスト流の食事〟を摂れるように工夫しています!

毎朝欠かさない定番

起きたらまず何をするよりも先に、ベジパワープラス2本とアサイーを。ココナッツバターコーヒーは良質なオイルが摂れるし、何よりおいしいのでおすすめ!

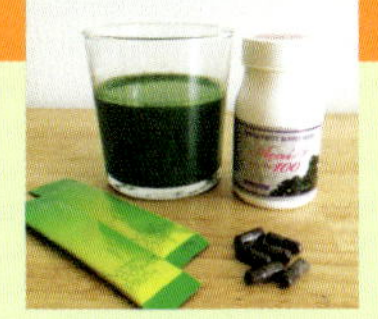

ベジパワープラス2本を200㎖の水に溶かしたものとアサイーのカプセル6個

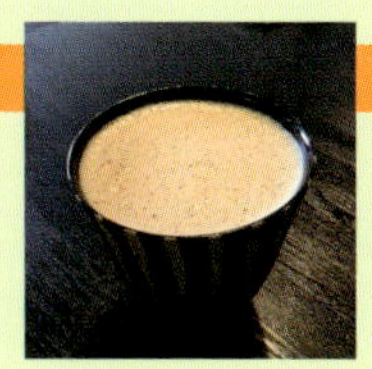

ココナッツバターコーヒー(コーヒーに大さじ1杯のココナッツバターを溶かしてミキサーで攪拌)。

1日目

朝食

卵2個、保存料無添加のソーセージ2本にベビーリーフのサラダを添えたもの。サラダには高品質なZejdのオリーブオイルをたっぷりかけてます。ピンクグレープフルーツは1/2個分。

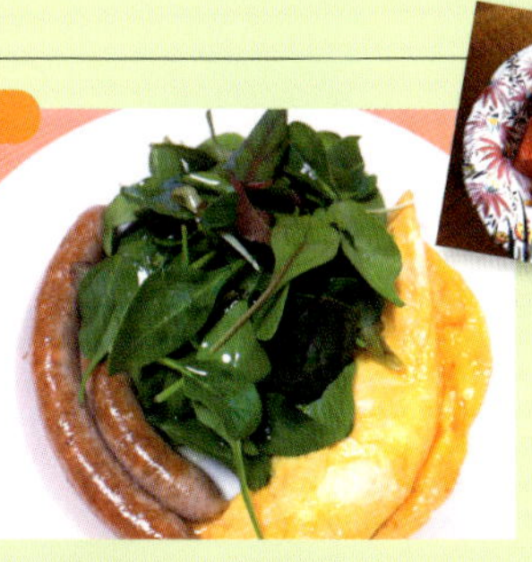

おやつ

エッグスムージー(卵3個、ローカカオ大さじ1、ローマカ大さじ1、水50㎖)。

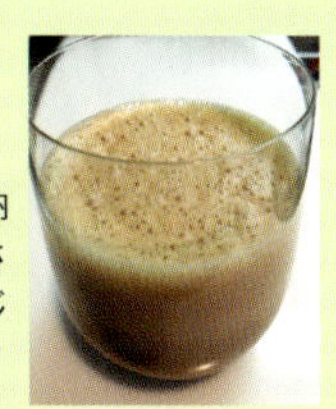

昼食

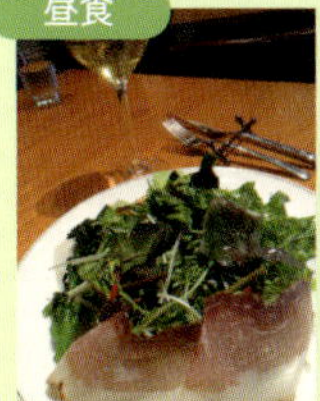

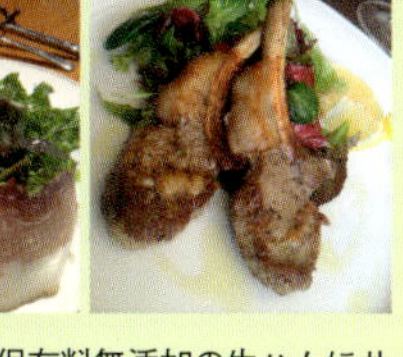

白ワインをグラス1杯いただきました

保存料無添加の生ハムにサラダを添えて。メインのラム肉にもサラダがついてます。もちろん両方のサラダとも、お約束通りたっぷりのオリーブオイルを。

夕食

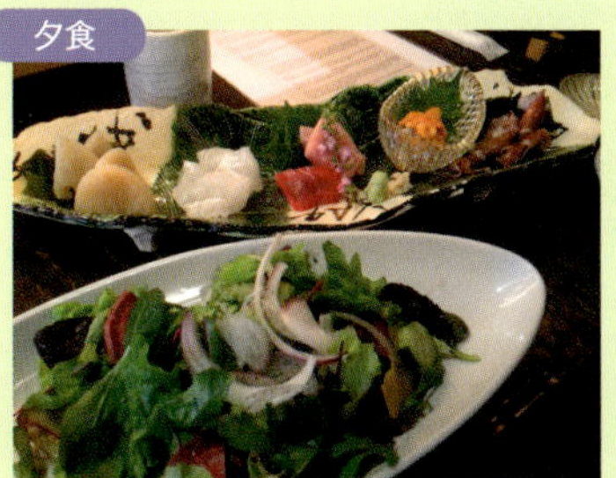

最近お気に入りの「すし京辰」でサラダと刺身をオーダー。僕はいつもドレッシングを断り、かわりにごま油をお願いしてかけています。こちらのお店は魚介は天然もの、お米は有機栽培のもの、化学調味料不使用なので、安心して食事できます。

●すし京辰 アークヒルズサウスタワー http://www.bbande.co.jp

2日目

朝食

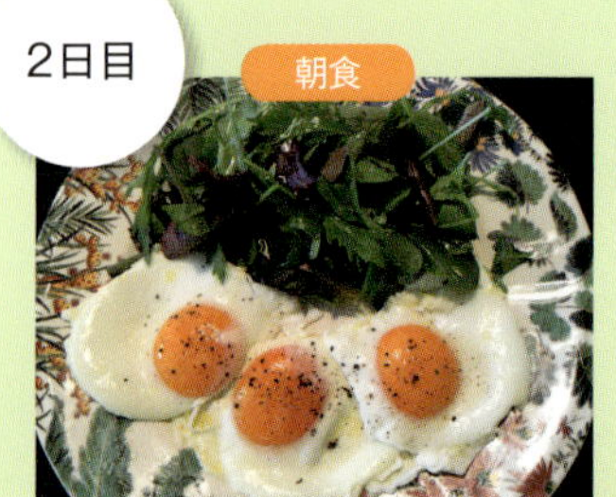

卵3個、サラダにはアボカドオイルをかけて。いくつか種類の違うオイルを揃えておくと、サラダもバリエーションに富んで楽しいですよ。

おやつ

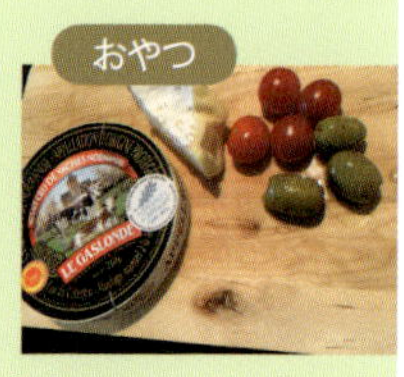

カマンベールチーズ（熱処理していないもの）、オーガニックチェリートマト、オリーブ。熱処理していないナチュラルチーズには、とてもいい栄養素が含まれているのでおすすめです（P91）。

昼食

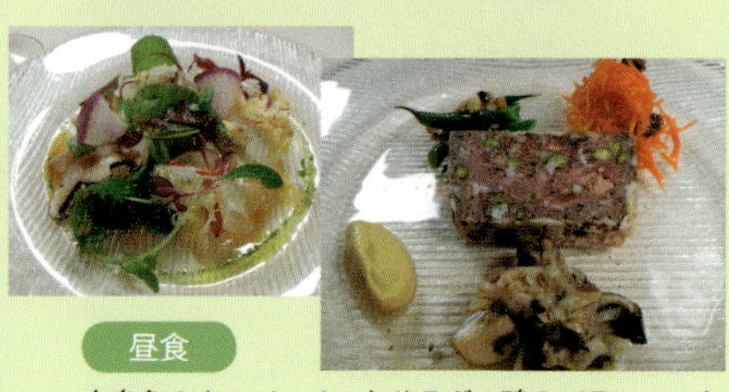

白身魚のカルパッチョとサラダ。鴨のパテ、マッシュルーム、にんじんのサラダ添え。２つの料理ともにオリーブオイルをたっぷりかけて食べました。

夕食

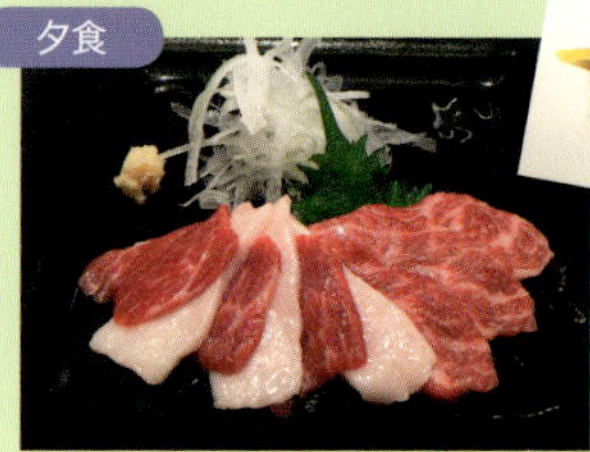

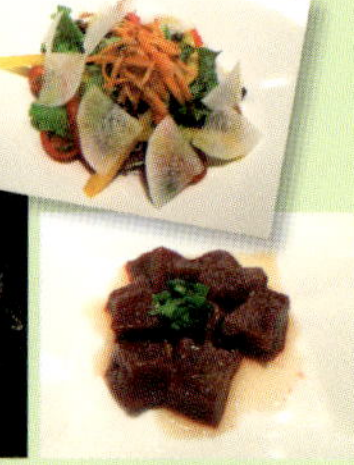

夕食は馬肉の焼き肉専門店、ラム東京で。サラダ、馬肉のレバー刺しごま油がけ、馬刺しを玉ねぎとしょうがでいただきました。夕食をローフードにすると、翌朝体が軽いです。

●Ramu Tokyo　http://ramutokyo.com/

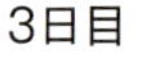

3日目

朝食

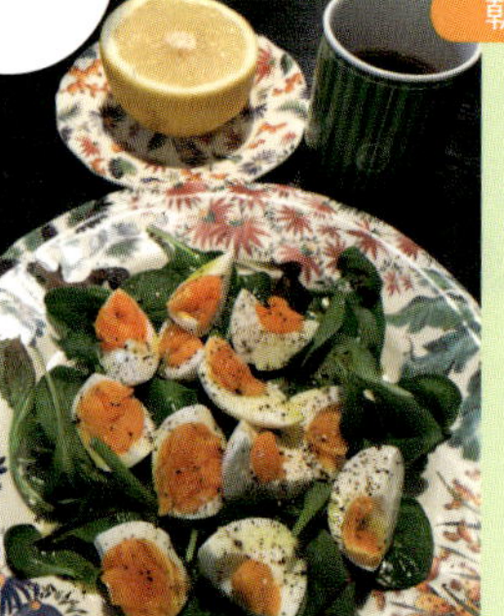

ゆで卵3個をオリーブオイルをかけたサラダとともに。グレープフルーツ1/2個、ブラックコーヒー1杯。

おやつ

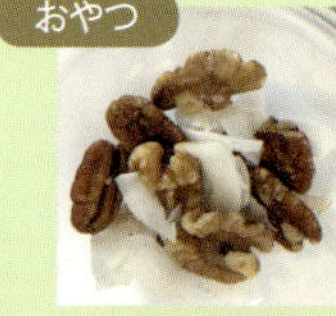

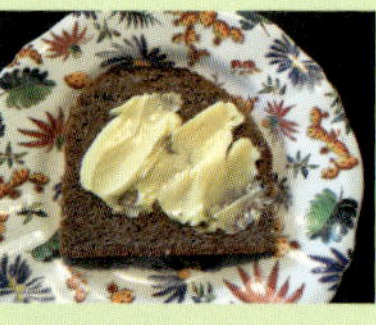

ナッツと100%のライ麦パンにグラスフェッドバターを塗ったもの。

昼食

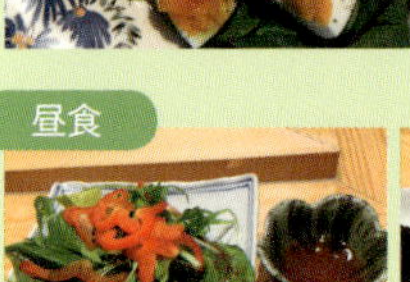

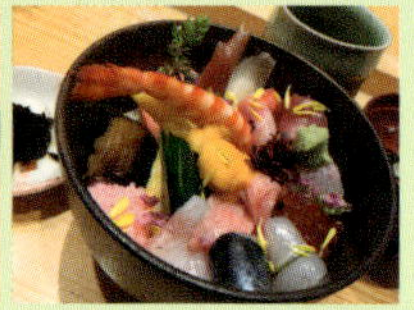

「すし京辰」でごま油がけのひじき入りサラダとちらし寿司。お寿司のご飯はもちろん握りこぶし1個分にしてもらっています。ちらし寿司は普通に頼むとかなりご飯が多いので、減らしてもらうといいですよ。

夕食

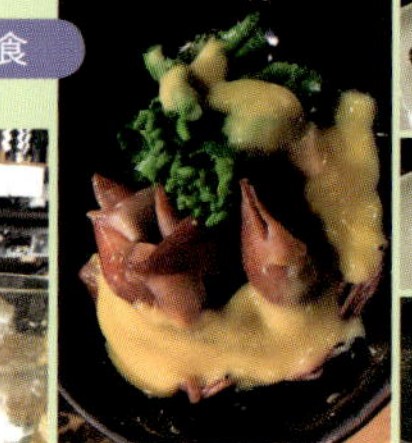

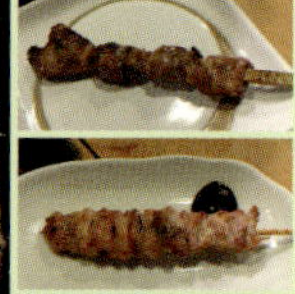

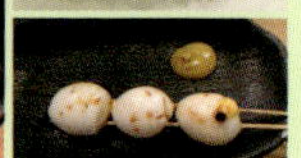

行きつけの焼き鳥屋さん「串焼がんちゃん」へ。ごま油がけのサラダ、ホタルイカとからし菜の酢味噌和え、ハツ、せせり、レバー、ウズラの卵を。糖質の多いビールはぐっとこらえて（笑）、焼酎をグラスに2杯。

●串焼がんちゃん
http://r.gnavi.co.jp/g898300/

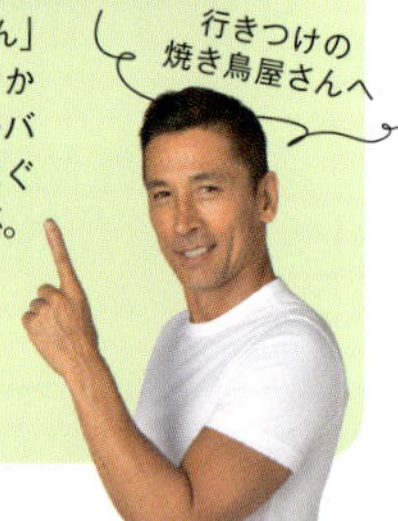

4日目

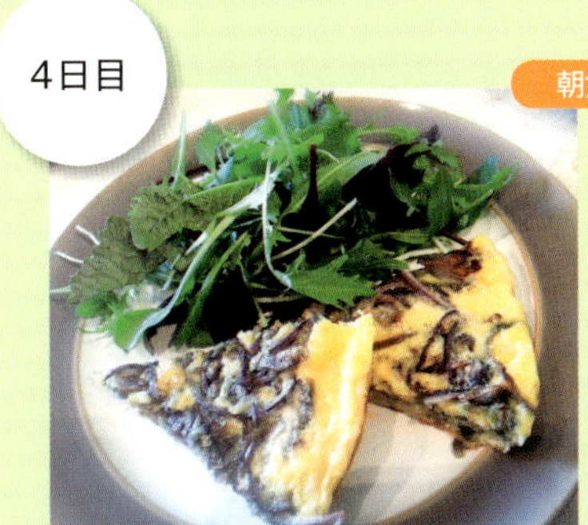

朝食

マッシュルーム入りのフリッタータ（卵3個分）、アボカドオイルをかけたサラダ。

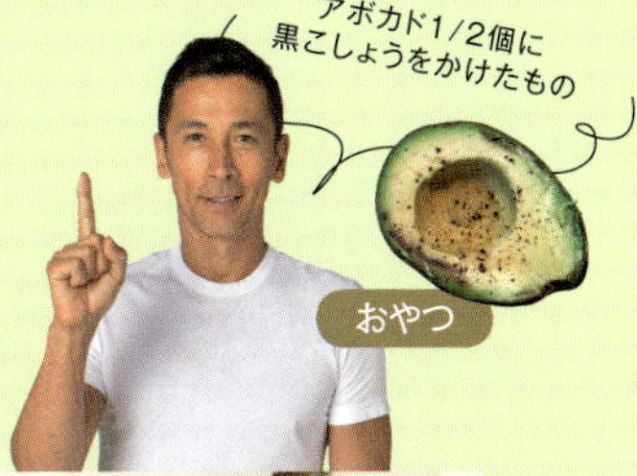

アボカド1/2個に黒こしょうをかけたもの

おやつ

夕食

セビーチェ（スパイシーな魚介のマリネ）をタヒニ（白ごまのペースト）ドレッシングのサラダとともに。ブリのカマ焼き、オリーブオイルをかけたサラダ。

昼食

オフィスのそばのラーメン店で、ラーメンを頼まずににら玉を。サラダがないので、かわりにベジパワープラスを２本水に溶かして飲みました。

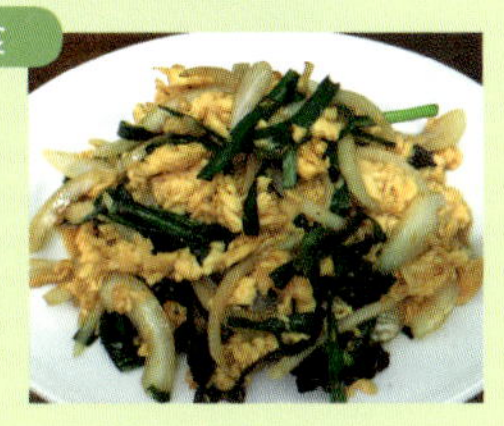

5日目

朝食

公私ともにお世話になっている卵料理レストラン「エッグセレント」で朝食。卵3個分のスクランブルエッグ、アボカド1/2個、サラダにココナッツオイルをかけて。

●エッグセレント
http://eggcellent.co.jp

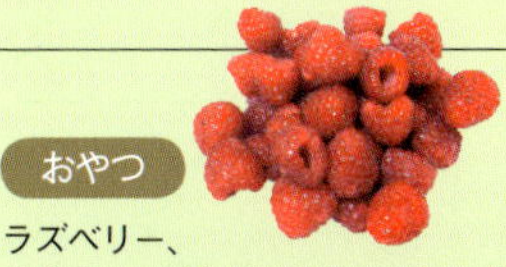

おやつ

ラズベリー、くるみ、ペカンナッツ、ココナッツチップス。

昼食

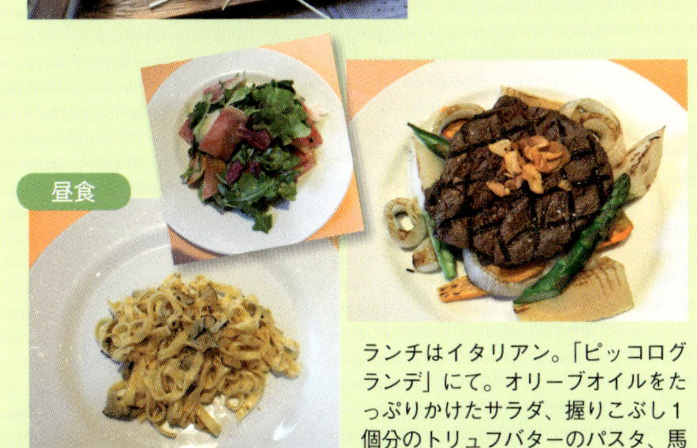

ランチはイタリアン。「ピッコログランデ」にて。オリーブオイルをたっぷりかけたサラダ、握りこぶし1個分のトリュフバターのパスタ、馬肉のステーキ季節のグリル野菜添え。

●ピッコログランデ　http://www.piccolo-grande.co.jp/

夕食

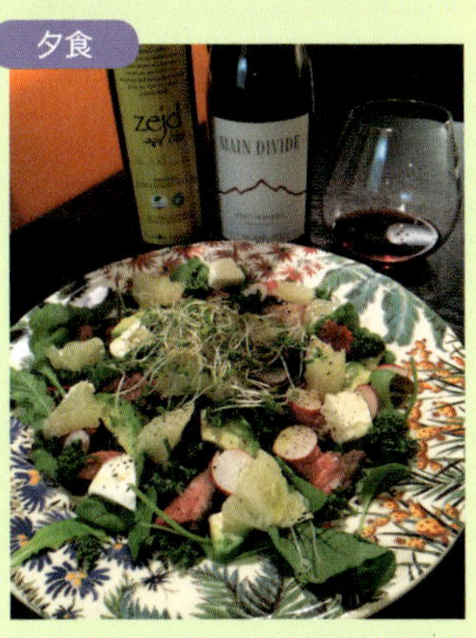

ローストビーフ、モッツァレラチーズ、グレープフルーツ、ブロッコリースプラウトをサラダにのせたものに、Zejdのオリーブオイルをたっぷりかけて。赤ワインを2杯飲みました。

6日目

朝食

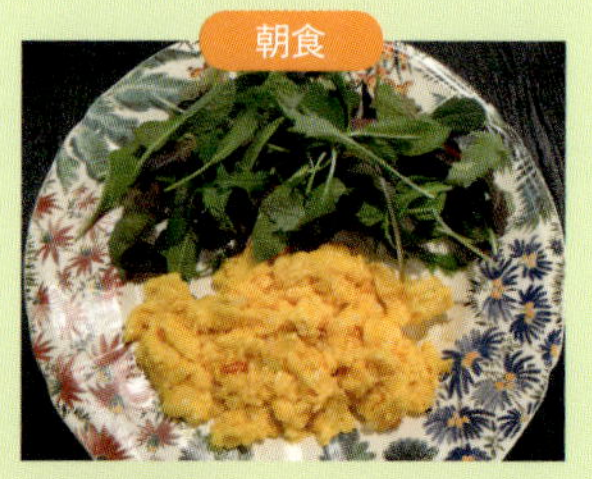

スクランブルエッグ（卵３個）、サラダにはアボカドオイルを。

おやつ

サラダ+オリーブオイル、半熟卵、オーガニックトマト、アボカド、イチジク、ハルーミチーズ（キプロス原産の弾力のあるチーズ）にバルサミコ酢をかけたものをワンプレートで。

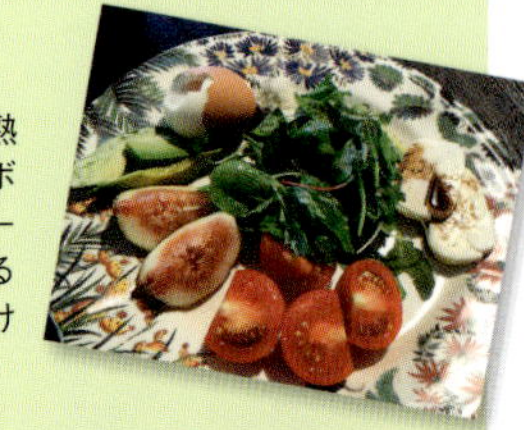

昼食

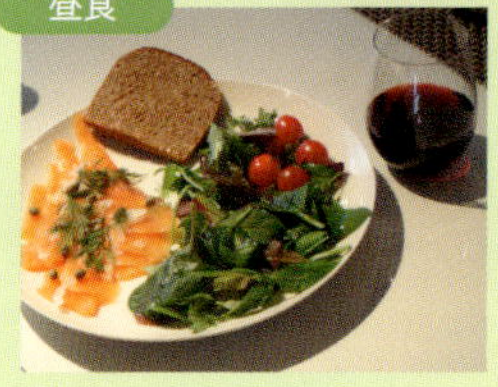

ニュージーランドのスモークサーモン玉ねぎとケーパー添え、サラダ+オリーブオイル、オーガニックのチェリートマト、ライ麦100%のパン１切れ、赤ワイングラス１杯。

夕食

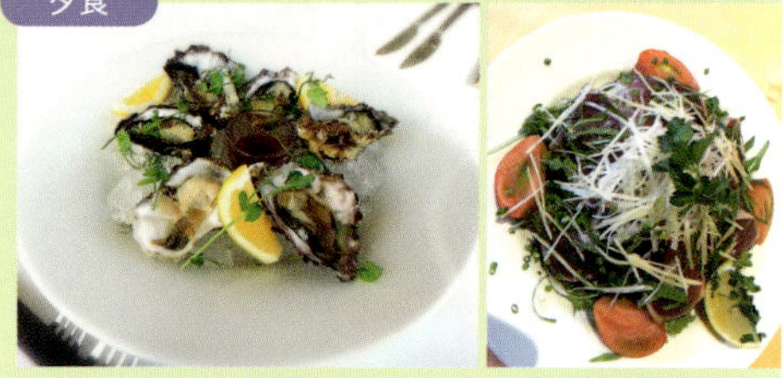

生ガキ、カツオのたたきサラダ。僕はよく刺身をサラダ仕立てにして食べます。葉野菜とローフードのたんぱく質の両方を摂れるのでおすすめですよ。

7日目 チートデイ

朝食

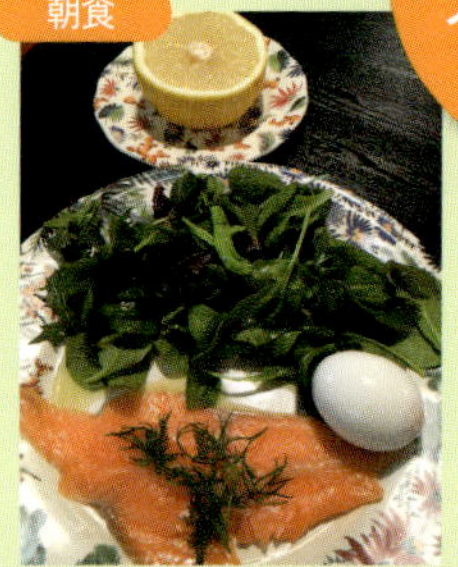

ニュージーランドのスモークサーモン、卵1個、サラダ+アボカドオイル、グレープフルーツ1/2個。

おやつ

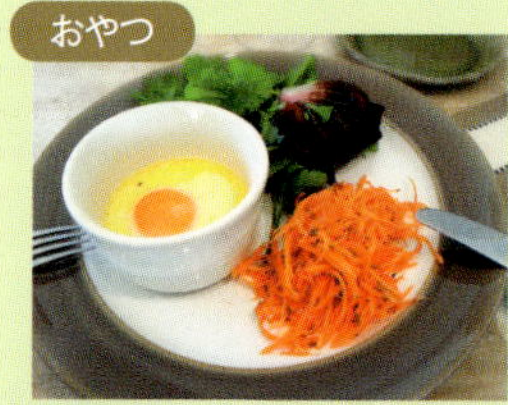

エッグココット、にんじん、ラディッキオ入りのサラダ+オリーブオイル。

昼食

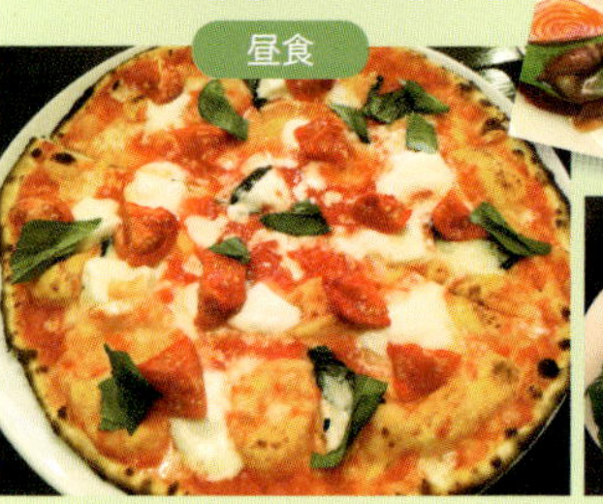

週に1日好きに食べていいチートデイ（P44）なので、「ジャニコロ」で僕の東京ベスト１のピッツァマルゲリータを堪能。ルッコラのサラダ+オリーブオイル、ホタルイカのサラダ仕立て、ピッツァマルゲリータ1枚。

●ピッツェリア ロマーナ ジャニコロ
http://www.gianicolo.jp/

夕食

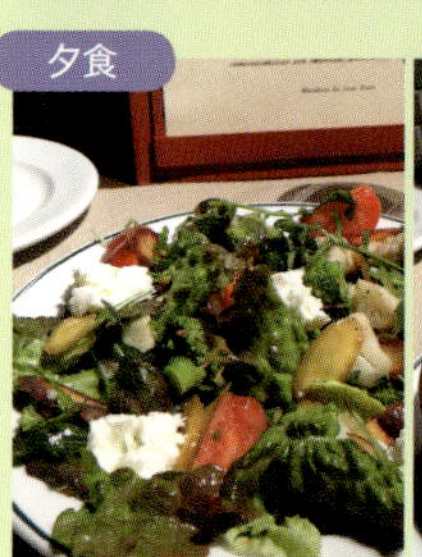

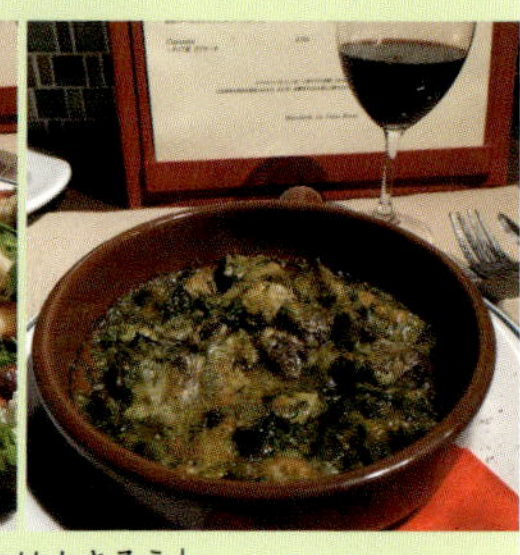

仕事中に通りかかり、「これはよさそう」とピンときたイタリアンに行ってみたら、大当たり！　ブッラータチーズ入りのサラダ+オリーブオイル、トリッパ・ほうれんそう・パルメザンチーズのグラタン、赤ワイングラス2杯。

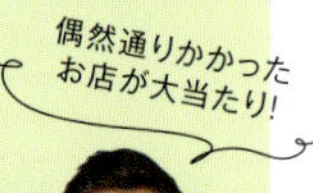

●マチェレリア・ラ・ルーナ・ロッサ
http://www.lalunarossa.info

脂肪がみるみる落ちる食事法　まとめ

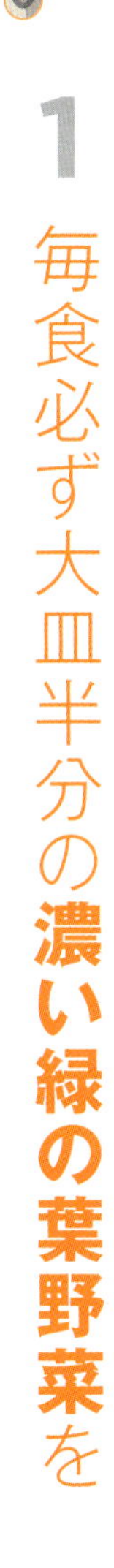

1 毎食必ず大皿半分の**濃い緑の葉野菜**を

2 **良質の油**をたっぷり摂る

3 **炭水化物**は毎食握りこぶし1個分まで

4 **動物性たんぱく質**をしっかり摂る

5 昼食と夕食の間に**おやつ**を忘れずに！

何をどのくらい買っているの!?

買い物かごの中身を公開

オーガスト流食事法を実践し続けるのに一番重要なことは……努力、忍耐？
いいえ正解は買い物です。というと皆さん驚かれるかもしれませんね。
P42～で詳しく説明しますが、きちんと買い物をして必要な食材を揃えておくことこそ、
実はくじけずに続ける秘訣なんです。
僕は仕事で東京にいるときは一人住まいですが、週末と水曜日の２回、
必ず仕事の一部のように（笑）買い物を予定に組み込んでいます。
お昼はすべて、夜はだいたい週に２日外食、という生活で
１回にどのくらいの量を買うのか、参考までにご紹介しますね。

ある日の買い物例

季節の野菜

野菜は、必ず旬のものを買います。夏なら黄パプリカや無農薬のトマトがあれば買って、サラダに入れたりします。

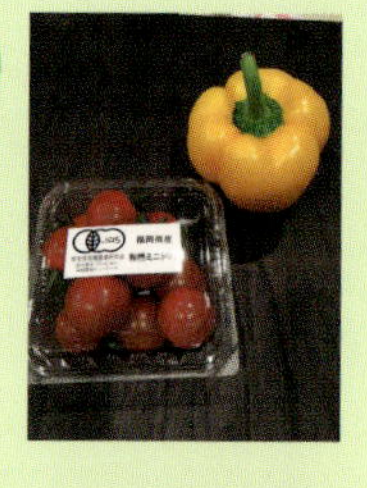

葉野菜

３日分で大袋のベビーリーフを２つ、ブロッコリースプラウト２パックが定番。それに、そのときの気分で何か加えたりします。今回はクレソンを。

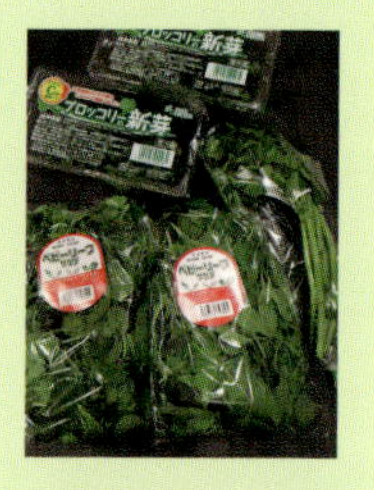

卵

6個入りを４パック、これが約３日分の量です。朝食で必ず3個食べ、あとはエッグスムージーにしたり、おやつや夕食に、と食べきってしまいます。

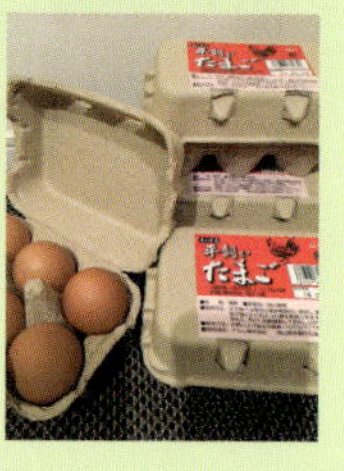

肉、魚

お刺身を買うときは必ず２パック。肉は、安くてたんぱく質の吸収率がいい鶏肉をよく買います。お刺身は当日の夕食用。鶏肉は翌日の夕食に使い、残ったら次の日の朝のサラダに入れたりします。

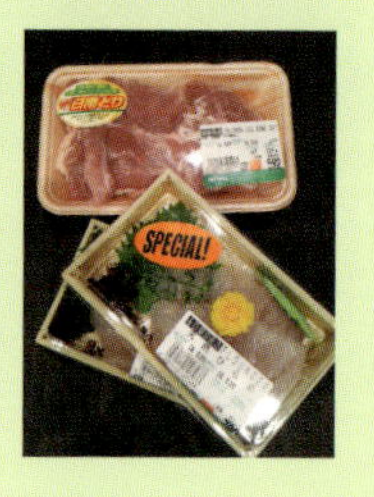

ナッツ

月に１～２回何種類か300gの大袋で買い、ココナッツフレークも入れたりと、ミックスしておきます。くるみ、ペカンナッツが定番。大体毎日おやつで30～40gくらい食べるので、これで20日分くらい。

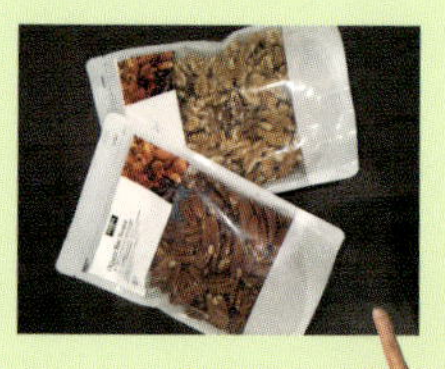

おやつ用に欠かせない食材です！

第2章

30日でウエスト最大16㎝減! モニター8人の成果を紹介

さて、この章ではオーガストメソッドを30日間体験した8名の方の実例をご紹介します。挫折せずに結果を出すにはコツがいくつかありますので、説明をしておきますね。

食材の準備は万端に！

これができるかできないかに、30日間の成功の50％がかかっているといってもいいかもしれません。

食事をしようと冷蔵庫を見たら、サラダ用の葉野菜がない、肉や卵がない、と慌ててスーパーに行ってもいい食材が残ってなかったら……〝今日はもういいや〟となりやすいですよね。これまでの食習慣から抜け出すためには、まずきちんと食材を準備して、すぐに作れる状態にしておくことがとても大切です。残念ながら失敗する例の原因の大半は、準備ができていないことでした。僕がマンツーマンで指導するときは、まずクライアントと一緒に冷蔵庫を整理し、買い物に行くことから必ずスタートしているんです。

僕自身もそうですが、働いていたり、子育てで平日は忙しく買い物に行く余裕のない方も多いですよね。そういう方は、時間がある週末などに、まとめて買い物をしておきましょう！

特に毎食食べるサラダ用の葉野菜はたっぷりと。僕はまとめ買いしたら2～3日分を一度に洗ってちぎっておき、ファスナーつきのポリ袋に入れて冷蔵庫に保存しています。きちんと水きりをして、袋の空気をなるべく抜いておけば2～3日は持つので、食べるときに出して調味するだけ！　準備がすごくラクになります。

毎回サラダにかけるオイル、朝食用の卵も忘れずに。オーガストメソッドでは、オイルはたっぷり使うので、家族構成にもよりますが、平均して500㎖の瓶を2週間で使い切るくらいのペースです。

また卵はまとめてゆで卵にしておくと、おやつにしたり、時間がないときの食事にもできるので便利です。これをお話ししたところ、モニターの皆さんもかなり活用してくださり、〝忙しいときにとても助かった〟〝おやつに食べたら腹持ちがよかった〟と好評でした。

また逆に、食べてはいけないものを、手の届くところに置かない、ということも大事です。冷蔵庫にビール（糖質の塊です！）、戸棚にお菓子があったら、だめとわかっていてもつい手が伸びてしまいますよね。僕も大好きなプレッツェルが戸棚にあり、ついつまんでしまったら止まらなくなり、そのままビールも飲みながらほとんど食べてしまった、という苦い経験があります。この30日間は、思い切って捨てるか、手の届かない場所にしまいましょう。

週1日は好きなものを食べてOKな「チートデイ」に

「1週間だけでいいですよ！」と僕もいいたいところですが（笑）、短期間では食事の習慣は変えられません。どんなにがんばったとしても、たった1週間では今までの習慣から抜け出すことは難しく、元の食生活に戻ってしまう可能性が大。よい習慣を作るのに2週間、定着させるのに2週間。つまり、効果を出し、なおかつ新しい食事の仕方を体に覚えさせるには少なくとも30日という期間が必要なのです。

ただし、週1日は「チートデイ」にしても大丈夫。チート、つまりズルしてもいい日ですね（笑）。この日ばかりは炭水化物、スイーツ、揚げ物、炭酸飲料、ジャンクフードもすべて制限なく食べてOK。好きなものを食べましょう。

といっても、今週は月曜日、来週は水曜日がチートデイ、みたいにバラバラではなく、「お休みの日曜日をチートデイにする」などチートデイの曜日を決めて、他の6日間は連続してオーガスト流の食事を守る、というサイクルでやってください。
チートデイを設ける理由はシンプル。ストレスを溜めるのは精神面でよくないからです。大好きで食べてきたものが、もう一生食べられない！　と思うと「そんな無理しなくちゃいけないなら、もうどうでもいいや」とあきらめてしまいがち。そうなってしまったら元も子もありませんよね。精神的な息抜きとしてこういう〝逃げ場〟を作ってあげることは、食事の習慣を変えるためには必要なんです。
6日はがんばって1日息抜きをする。これならダイエット中でもディナーが楽しめますし、息切れしないで続けられるコツなのです。
「でも、そんな日があるとかえって元に戻ってしまうのでは？」と思うかもしれませんが心配はご無用。今まで多くの方のダイエット指導をしてきた経験から断言できますが、6日間オーガスト流を続ければ、たった1日のお休みで、太ったり、体が元に戻ったりすることはありません。週1日体に負担をかけるより、少しずつ毎日毎日体を痛めつけることのほうが負担は蓄積されて大きくなり、5年後、10年後に大きな差がついてしまうものです。
ただし、スタートしてすぐにチートデイを入れるとリバウンドしやすいので、できれば最初の1週間だけはパスして、2週目から入れてください。

チートデイはあくまで精神的な逃げ場所で〝ごほうび〟とは違いますから、そういう日がなくても平気な方はもちろん必要ありません。実際、オーガスト流の食事を続けるうちに「チートデイがなくても平気になった」という方はとても多いのです。

無理に運動する必要はありません

運動が苦手でダイエットに挫折した、という方、安心してください（笑）。一般的なダイエット指導は「運動しましょう」というものが多いですが、実は必要ないのです。

逆に、食事を変えないままどんなに激しい運動をしてもダイエットの効果は期待できません。運動だけでいらない脂肪を落とすことはほぼ不可能。しかも運動をしすぎると、疲れきったボロボロの体には活性酸素がどんどん溜まるので、むしろ運動をがんばればがんばるほど体は老けてしまうのです。

もちろん、美しいボディラインを作るには運動が必要になりますが、まずは食生活を変えることが最優先。食事で脂肪を燃やしやすい体、太りにくい体に作りかえることが最初の一歩です。
ですので、この30日間は運動は一切必要ありません。オーガスト流の食事法をきっちり守れば、運動効果以上の結果が出るでしょう!

体重は気にしないこと!

ダイエット中に体重の増減でストレスを溜める方が多いですよね。ですが、この30日間体重は一切気にしないで大丈夫です。
僕が考える「痩せる」とは、体重を減らすことではなく、「いらない脂肪を落として美しいボディラインを手に入れること」。いくら体重が少なくても、脂肪ばかりついてたるんでいたり、げっそりして健康的に見えなかったら意味がありません。「あの人47kgだからカッコいい!」なんて思う人、いませんよね?
実際、今回の体験者の方の中には、体重は2kgしか落ちなかったけれど、お腹まわりは10㎝以上細くなった女性もいらっしゃいます。大事なのは体のシェイプです。体重は気にしないようにしてください。

青汁を毎朝飲む

体験者の皆さんに必ず守ってもらったのが、30日間、ベジパワープラス（青汁）を飲むこと。前述したように大麦若葉や小麦若葉にはビタミン、ミネラル、抗酸化成分をはじめ、残留農薬や有害な重金属などの毒素を排出するクロロフィルが豊富。汚れた体のお掃除をしてくれる大事な栄養素が濃縮されています。それらにスピルリナやアロエベラなどを加えて飲みやすくドライパウダー状にしたのが僕の開発したベジパワープラス。スティックタイプなので、毎朝2包、２５０㎖くらいの水に溶かして飲んでもらいました。

僕自身、もう15年ほど毎朝起き抜けにこの青汁を飲んでいますが、あきらかに以前より体調がよくなったのを実感しています。もしも「10億円あげるから飲むのをやめて」といわれたとしても、僕はきっぱり断りますね（笑）。

もちろん、サラダは毎食必ず摂っていただきたいのですが、たまに忙しくて食べる時間がないときがあっても、この青汁が手助けをしてくれます。

青汁を選ぶときは「無農薬のもの」「非加熱のもの」を基準にしてくださいね。

30日間オーガスト流食事を続けるための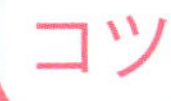コツ

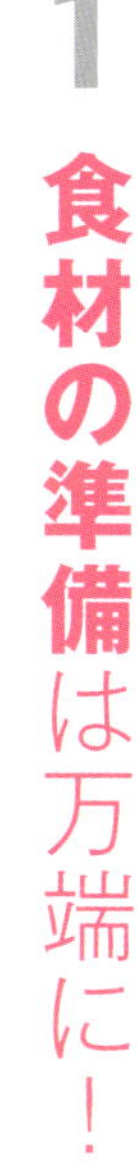

1 **食材の準備**は万端に！

2 **週1日**は好きなものを食べてOK

3 無理に**運動**する必要はなし

4 **体重**は気にしないこと！

5 **青汁**（ベジパワープラス）を毎朝飲む

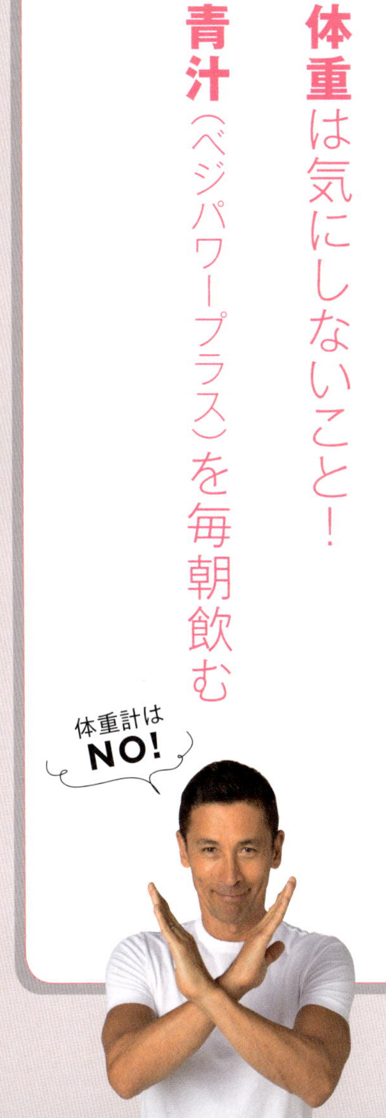

monitor #01
遠藤春美さん
（53歳）
主婦

頑固なお腹の脂肪が減り、スカートのサイズが13号から10年前の9号に！片頭痛、抜け毛も改善

After
Before
ウエスト
-8.5cm
体重……54.5kg
ウエスト……73cm
体重……57kg
ウエスト……81.5cm

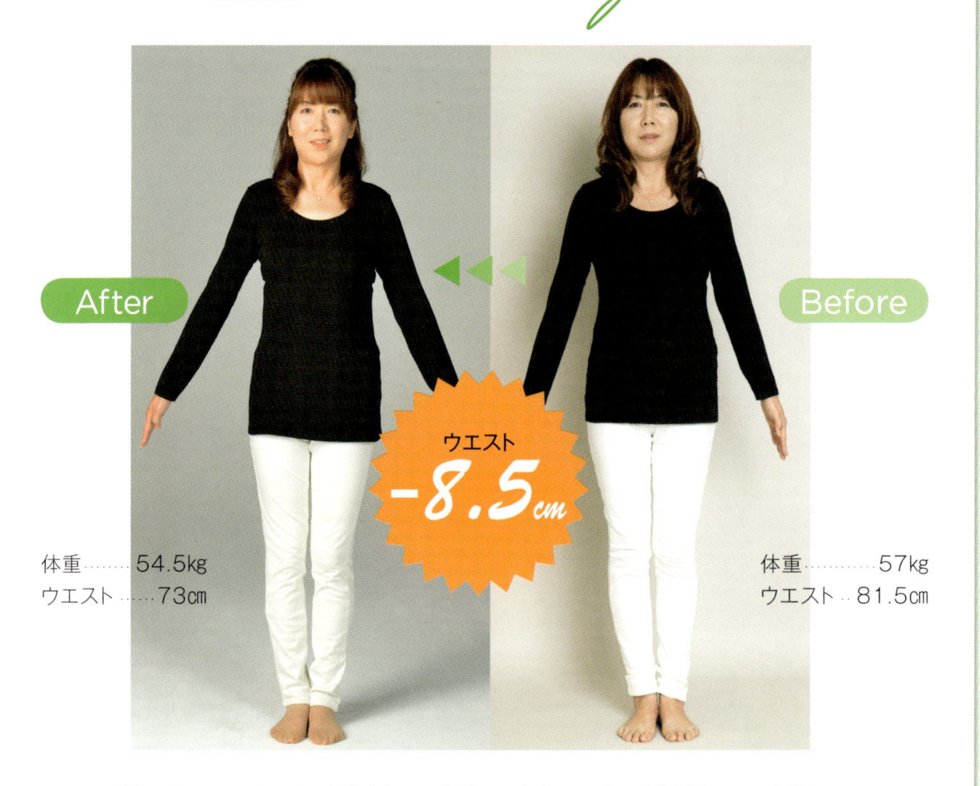

一番気になっているのは、お腹まわりの脂肪。これまでいろいろなダイエットを試してみて、体重はなんとか落とせたのですが、お腹まわりは全然変わらなかったんです。それが今回は10日でウエスト3cm減、最終的になんと8.5cmも減ってびっくりしています。それ以外にも片頭痛や抜け毛が減ったりと、いい変化がたくさんありました！

これまでの食生活

油ものが大好きで、特にエビフライや天ぷらなどをよく食べていました。また、たまに無性に甘い物が食べたくなるときがあって、堂島ロールの食べ放題に行って5個食べてきたこともありました。

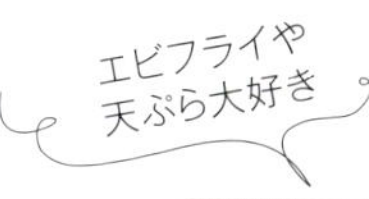

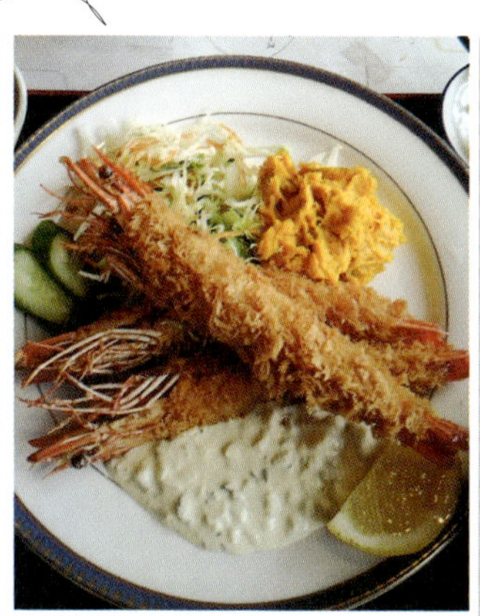

堂島ロールの食べ放題、
5個完食！

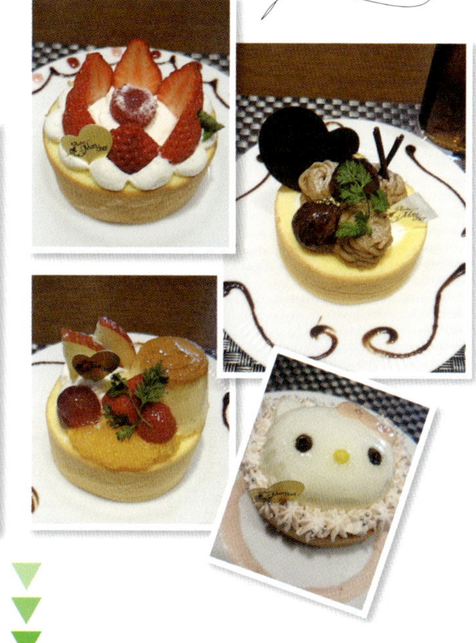

モニター期間30日後の変化

- **持病の片頭痛**で月に1〜2日はダウンしていたのがなくなり、**薬を飲まなくても大丈夫に。**
- 洗髪時の抜け毛が激減した。
- **猫背だったのが、**自然にお腹に力が入るようになり、背筋が伸びて、**姿勢がよくなった。**
- 夫から「**頭が痛いといわなくなったし、穏やかになり優しくなった**」といわれた。

遠藤春美さん

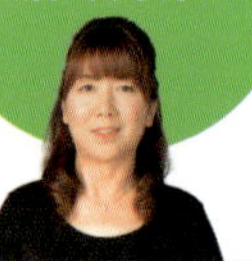

モニター30日間のレポート!

1日目

いつもより炭水化物を減らしているので、お腹が空いて我慢が大変かなと思っていたけど……おやつにゆで卵を食べただけで違った。

6日目

今日は主人と一緒に相模湖。**いつもはパーキングに寄るたび食べ歩いていた**けれど、今回は違う！　トイレだけで車に戻ってきたので主人がビックリしてました（笑）。

9日目

今日は暖かかったので、久しぶりに下着のまま鏡の前に立ってみた。いつも**太ももの間がくっついていたけれど……すき間ができていました！**

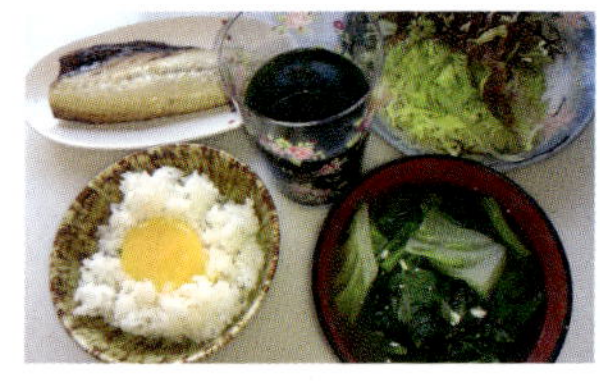

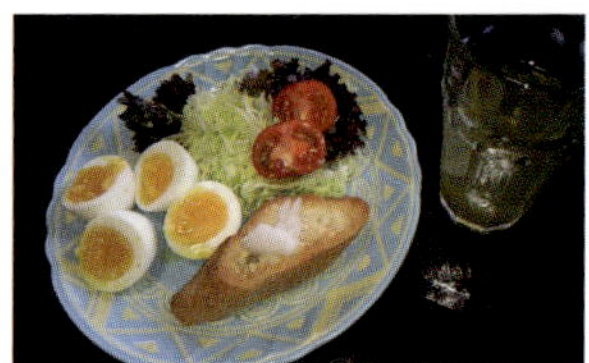

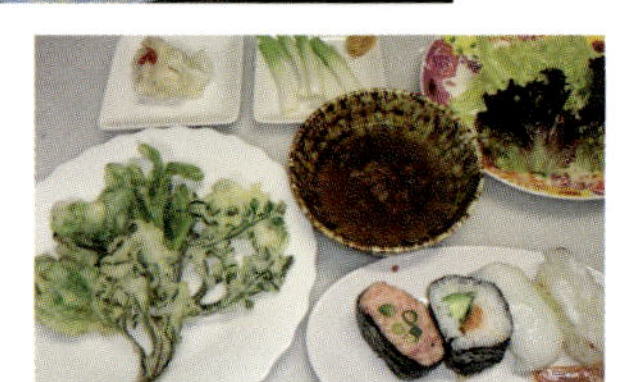

上から朝食、昼食、夕食。朝しっかり食べたので、昼は軽めに。夜のたんぱく質が少なかったのが反省。

10日目

始めてから10日たったので、メジャーで**ウエストとお腹まわりを測ったら3cm減っていた！**　嬉しい。

11日目

太って外していた**結婚指輪、20年ぶり**にしてみたら**入りました！**

13日目

久しぶりに娘が孫を連れて遊びに来た。「ママ少し痩せた」といわれてメソッドのことを話したら……頑張ってるんだ！　その年で凄いねって感心されました。

オーガストメソッドを始めて半月

15日目

ふと気がついたこと……私は**片頭痛で月に1～2日ダウンする**のですが、オーガストメソッドを始めて半月、**今の所頭はすっきりしています。**

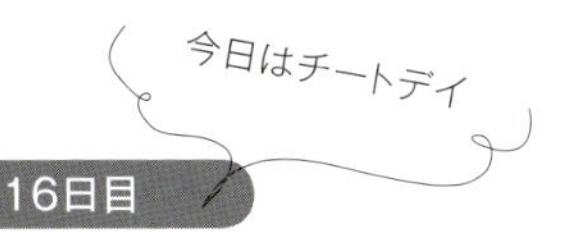

16日目

今日はチートデイ。友達とずーっと行きたかった洋食屋さんに行ってきました。帰ってきてお風呂掃除をしているとき、胸やけがして、食べた物が逆流してきて気持ち悪くなって！　**夕食が食べられなくなりました。**

19日目

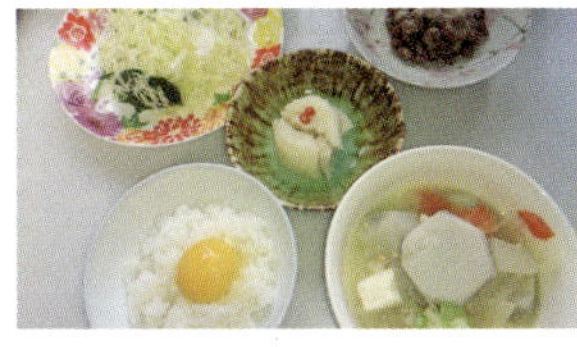

今日は親戚の叔母さんから**シュークリーム**を6個頂きました。いつもなら真っ先に食べる私ですが(笑)、**チートデイまで我慢。**その日があるから頑張れます。

20日目

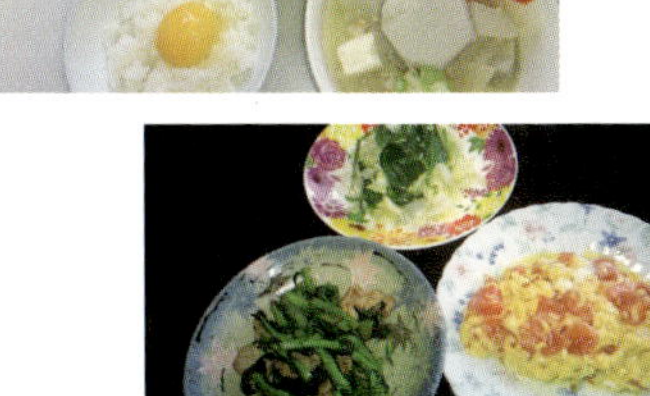

オーガストメソッドを始めて20日。ウエスト4㎝、お腹まわり5㎝減、胃の両サイドに窪みが出てきました！　オーガストさんのアドバイスを聞いて、**たんぱく質を増やしました。**いつも通り炭水化物を1日2回摂ってたんぱく質を増やすと食べすぎてしまうので、3日前から炭水化物を1食にしました。

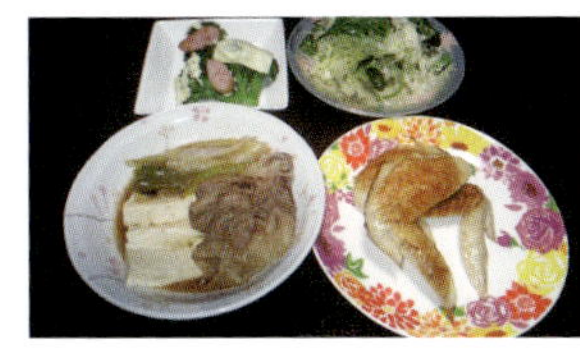

もっと結果を出したくなり、17日目から自主的に炭水化物は1日1食に！

26日目

いつも髪を洗うと排水口が髪で一杯になってしまうし、ドライヤーをかけると洗面台が髪だらけでした。けれど**最近、髪が抜けなくなりました！**

30日目

今日でモニターを始めて1ヵ月です。始めたばかりの頃は1ヵ月続けられるか心配でした。**ベジパワープラスを毎日飲むこと！　炭水化物を減らしてたんぱく質をしっかりと摂ること、甘いものはチートデイに……。**でも、やってみたらウエストとお腹まわり8.5㎝減、**片頭痛で月に1～2回は頭痛薬を飲んでいましたが一回も飲まなかった！**　髪を洗ったときやドライヤーをかけたとき凄く髪が抜けていたけれど、あまり抜けなくなりました。やってみてとてもよかったです。

Good!

遠藤さんは、最初の1週間目からとてもよくできていましたが、
それを頑張って30日間キープすることで、素晴らしい成果が出ました。
以前の不健康な食生活の癖から、大分抜け出せているようなので、
戻らないように気を付けてくださいね。

monitor #02
金井直樹さん
（50歳）
公務員

ウエスト－16㎝で メタボ体型も解消。炭水化物への執着が減り お米が砂糖に見えてきた！

炭水化物の量を
コントロール
できるようになった
顔つきが
シャープになり
若返った
After
Before
ウエスト
-16cm

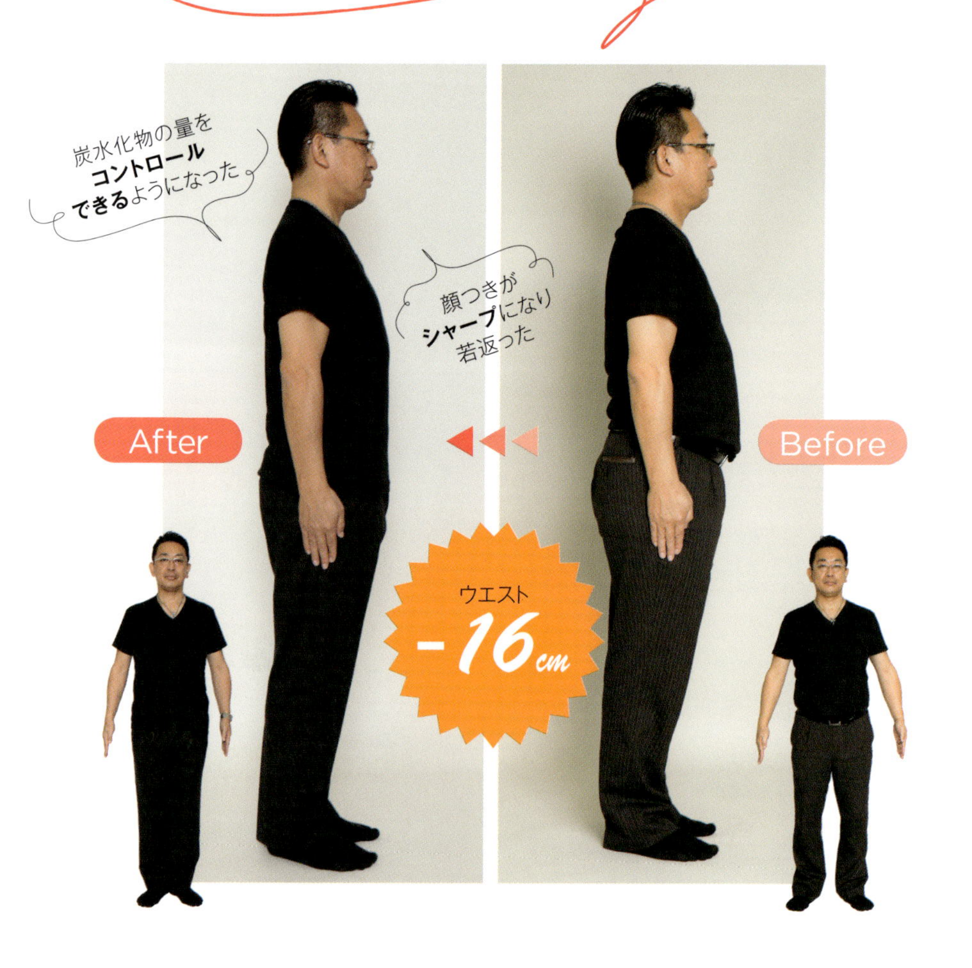

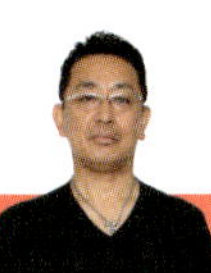

モニターの感想

炭水化物が大好きでいつも大盛り。また仕事柄、外食や出張が多く、よく食べ、よく飲むので典型的なメタボ体型でした。**モニター期間中も出張が続き、宴会料理のオンパレードだった**のでオーガストさんにも「直樹さん、本当に続けられますか？」と心配されましたが（笑）、宴会で炭水化物は食べない、コンビニでカット野菜のパックを買って食事の最初に食べる、バターコーヒーを飲む、などできる範囲で頑張りました。
あれだけ大好きだった炭水化物ですが、しっかり栄養を摂っているからか、案外あっさり減らせたのが意外でした。２週間目でウエストがゆるくなったのを実感、炭水化物への執着心がなくなり、**そのうち、お米を見ると〝砂糖〟に見えてくるように！**　終了後は体型もすっかり変わり、ひと月ぶりに会った皆さんに〝誰だかわからなかった！〟といわれたのは嬉しかったですね。

ある日の食事例

握りこぶし一個分のご飯も食べました

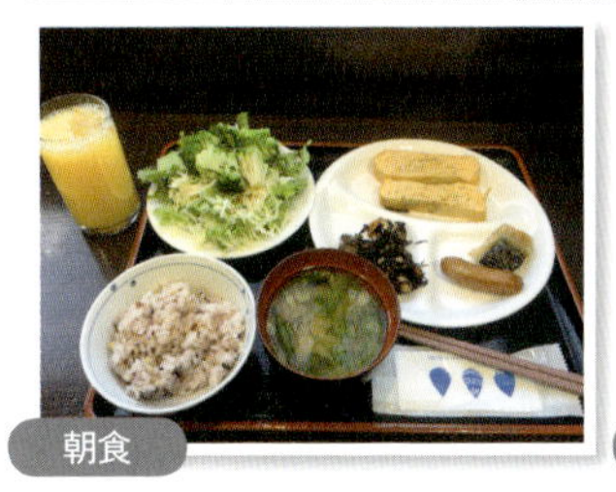
朝食

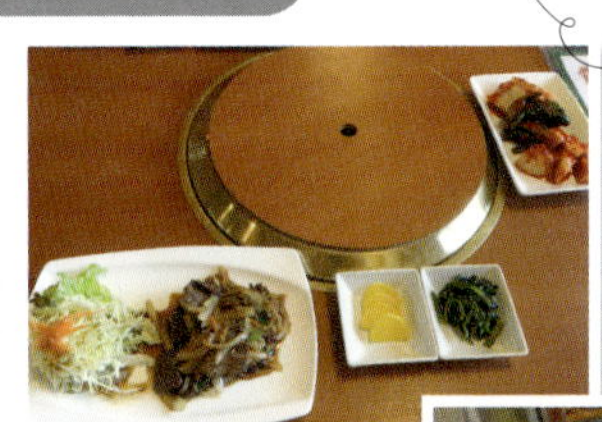
昼食

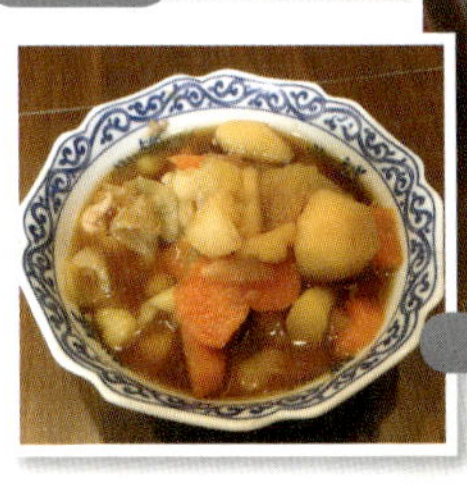

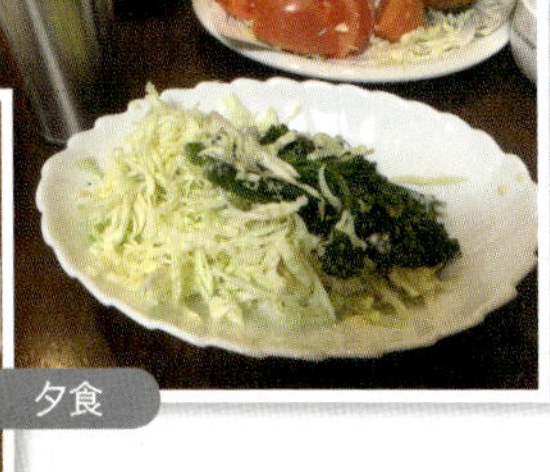
夕食

モニター10日目、出張中の食事です。ホテルの朝食、帰宅してからの夕食ともになるべくサラダを多めにしました。出張が続くと調整が難しいですが、なんとか頑張りました。

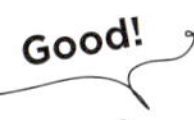

直樹さん、正直言って30日後に再会したとき、
誰だかわかりませんでした（笑）本当に大変身されましたね！
出張や外食が多く、なかなか完璧に実践はできませんでしたが、
それでもかなり食生活が変わって結果も出ましたね、良かったです。

monitor #03
林 樹里さん
（35歳）
歯科衛生士

バストはキープしつつお腹まわりだけすっきり！花粉症、背中の吹き出物も改善

背中の吹き出物がなくなった
花粉症が劇的に軽くなった
After
Before
昼食後全く眠くならなくなった
バストはそのままで、お腹まわりが引き締まった

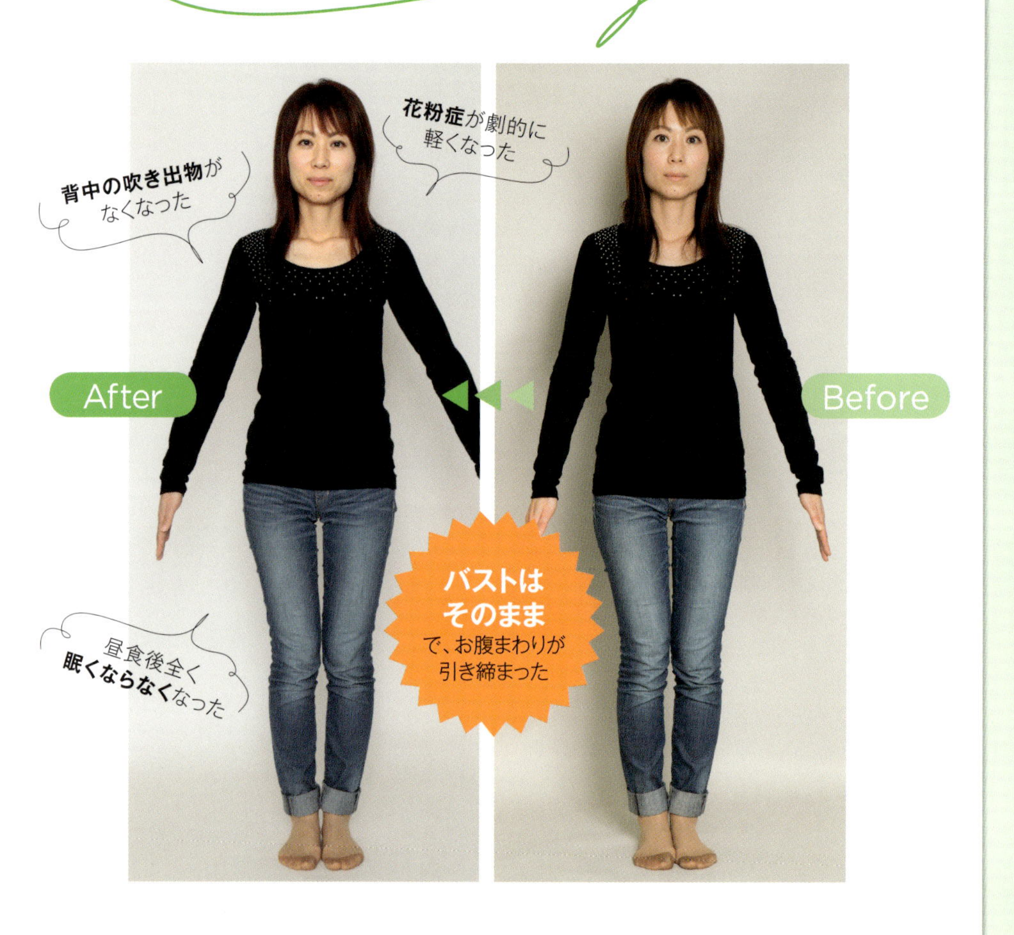

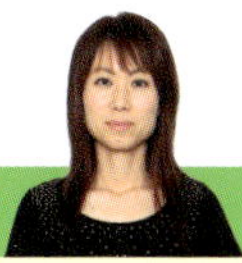

モニターの感想

元々痩せ形なので、今回はダイエットではなくアンチエイジングが目的で参加。痩せたくない胸などの脂肪まで落ちてしまわないか心配だったのですが、それは全く落ちずに、**お腹まわりだけ引き締まったのでとてもびっくりしています。**
毎朝6時半に朝食、仕事の関係で昼食は14時と時間があくので、おやつはこの時間に摂るようにしました。座って食べる時間もないので、以前はついチョコやあめを口にしていたのですが、モニター中は忘れないように白衣のポケットにナッツを常備して、11時を目安につまむようにしました。
お昼を食べると〝睡眠薬を盛られたのでは？〟というくらい猛烈な睡魔が襲ってくるのが悩みだったのですが、メソッドを始めてから全然眠くならなくなったんです。また、**花粉症の症状がすごく軽くなり、背中の吹き出物がなくなっていた**のには本当に驚きました。

ある日の食事例

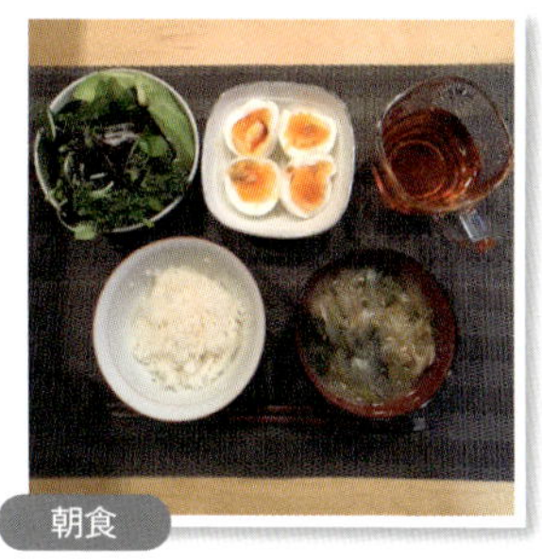
朝食

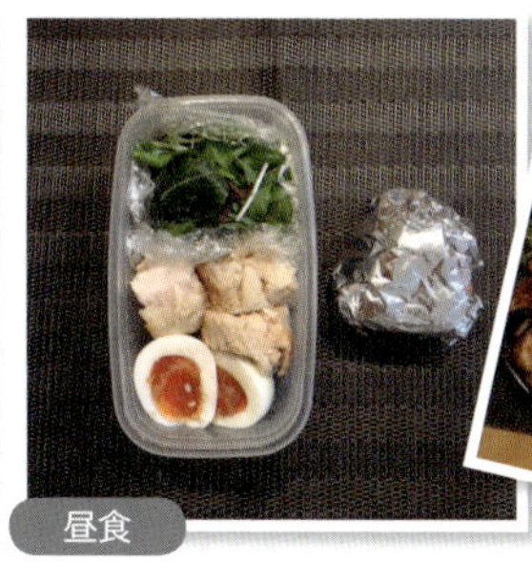
昼食

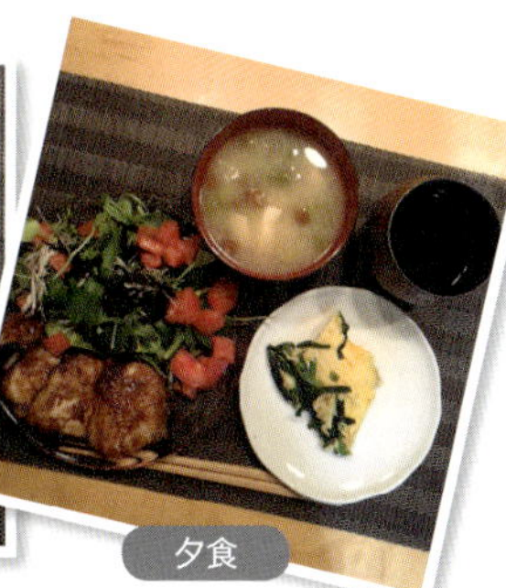
夕食

和食にサラダを足して食べるようにしていました。この日はお昼に子どもの学校の用事があり、お弁当。サラダはいつもの量を詰め込み、おにぎりは握りこぶし１個分。

Good!

林さんは、バスト部分は落とさず、無駄な部分だけシェイプする、という理想的な結果を出されました!
また、勤務時間に合わせておやつの時間を午前中に設定する、というのも、とても賢明な方法でしたね。

monitor #04
M・Sさん
（50歳）
主婦

体が軽くなり 全身の肌がピカピカ! お腹まわりは12㎝、ウエストは7㎝細く

全身の肌が
ピカピカに!
体が**軽く**なった
After
Before
お通じが
よくなった
お腹まわりは
-12cm
ウエストは
-7cm

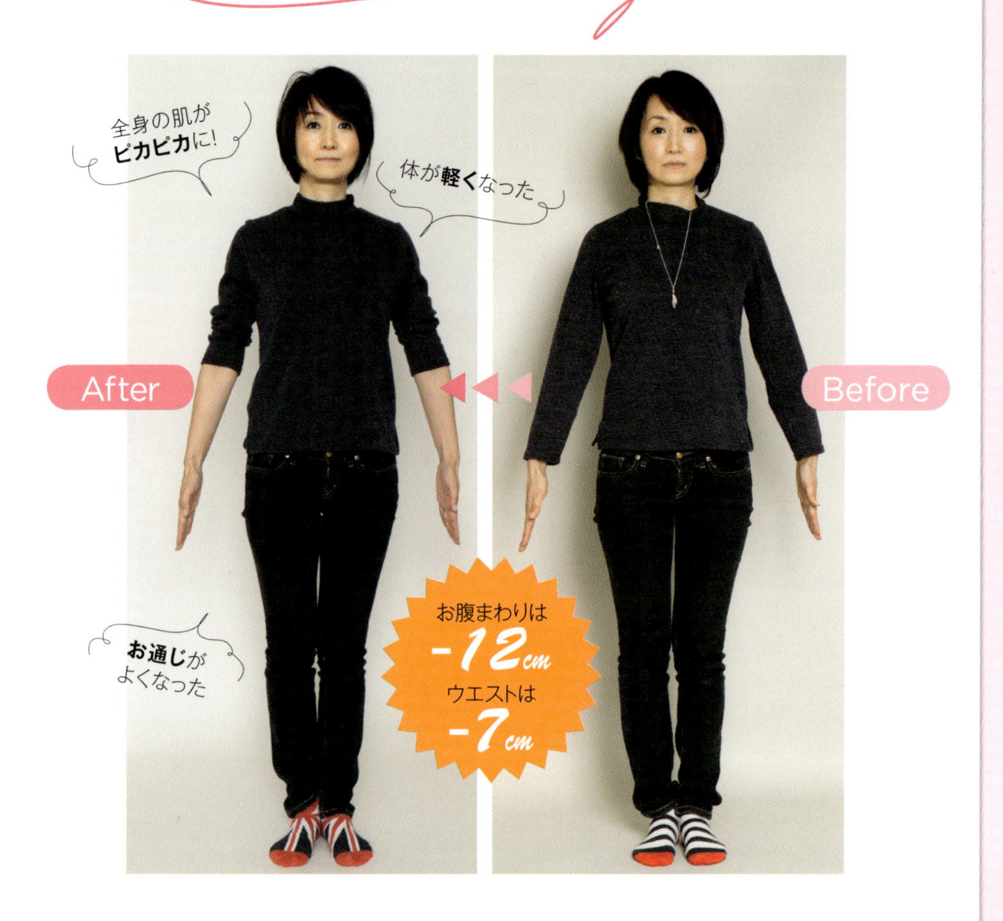

モニターの感想

アンチエイジングに関心があり、オーガストさんの本はすべて購入済み。メソッドはすでに実践しているつもりだったのですが、今回モニターをしてみて〝自己流の解釈で正しくできていなかった部分が結構あったな〟と気づきました。

料理好きなので、家族のリクエストで恵方巻きや肉まんなどを作りながら〝自分は食べられないんだ〟とつらいときもありましたが（笑）、実践したところ、まずお通じがよくなり、体が軽くなったのを実感。また、〝肌がキレイになった〟と言われてチェックしたら、**顔だけでなく、全身の肌まで透明感とつやが出ていた**んです！　1カ月でウエスト7㎝、お腹まわりは12㎝も落ちました。

ある日の食事例

はじめて朝食にアボカドのエッグスムージーを飲んでみました。腹持ちがよく、昼までお腹がすかなくてびっくり。夕食のサラダはじゃこ、のり、ごま油で和風に。

昼食

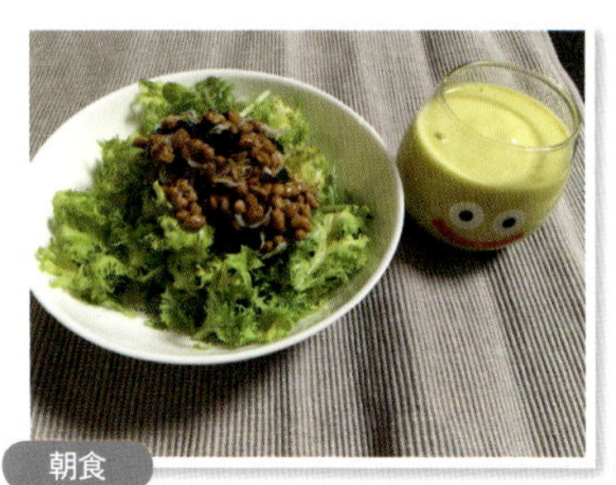

朝食

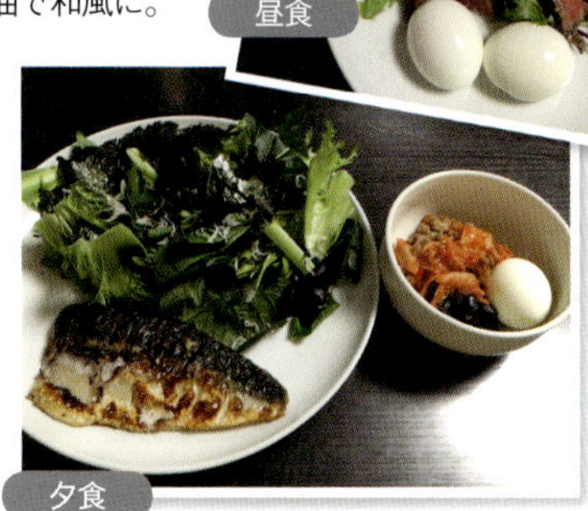

夕食

最初は忙しくて食事を摂らないことがあったり、
たんぱく質や良質の油が不足したりしていましたが、毎週ごとに
僕のアドバイスを取り入れてどんどん食事を改善し、最終的には
食事内容も、結果も素晴らしいものになりました!

monitor #05
望月 純さん
（48歳）
美容矯正
ジェイガーデン主宰

ラーメン、お菓子への執着がゼロに。ウエスト－15㎝! 全身が若返りました

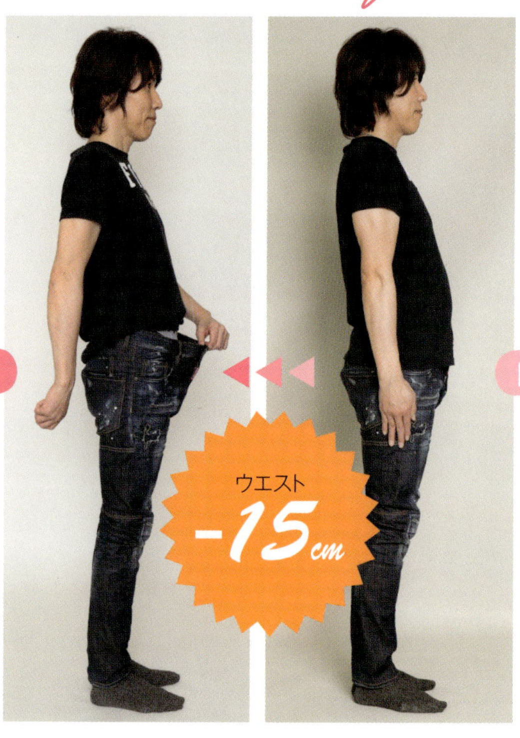

体重……73.5kg
ウエスト…81.5㎝

体重……80.5kg
ウエスト…96.5㎝

ラーメン、パスタ、お菓子が大好き。さすがにお腹がかなり出てきてしまい、お気に入りのデニムもパツパツに。これではマズい、とモニターに応募しました。大好きな炭水化物を毎食握りこぶし1個分に抑えるなんて、さぞお腹が空くだろうなと覚悟していたのですが……ちょっとつらかったのは2～3日だけ。あとは空腹感もなく、順調にメソッドを完了。ベルトの穴３つ分ウエストが細くなり、デニムはぶかぶかになりました！

これまでの食生活

朝食は抜くことが多く、昼食、夕食のご飯、麺類は大盛りが基本（写真のパスタは400ｇ！）。間食も毎日していて、写真のあられとさきいかが黄金のおやつセット、ときにはクッキー缶の半分を食べてしまったり、お店ではケーキを２つ頼んだりしていました。

ケーキはいつも
2個ペロリ!

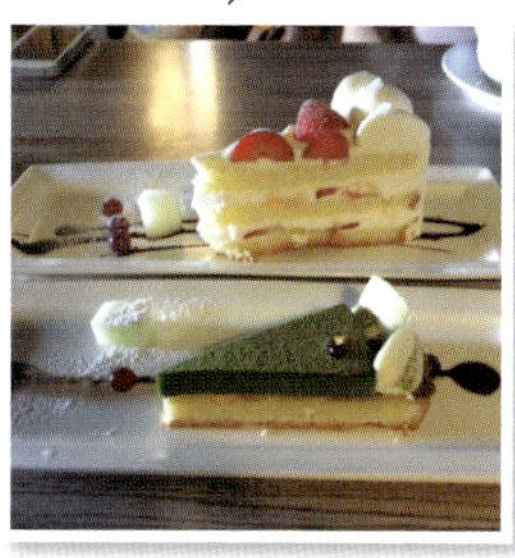

あんかけパスタ
400g!

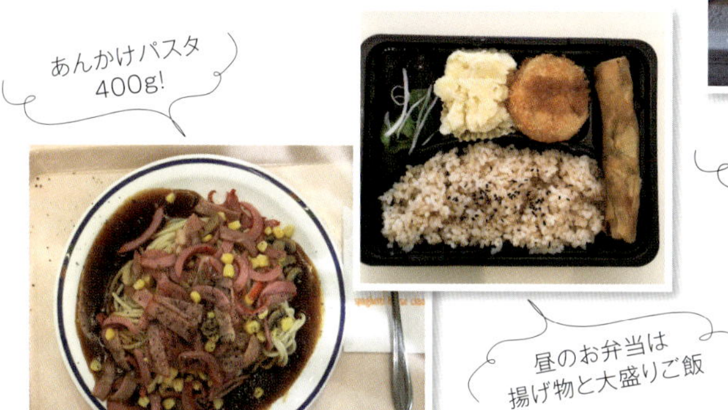

昼のお弁当は
揚げ物と大盛りご飯

黄金のおやつセット
(これで1回分!)

マイハッピーバリュー
さきいか

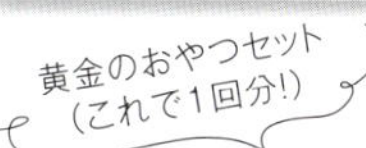

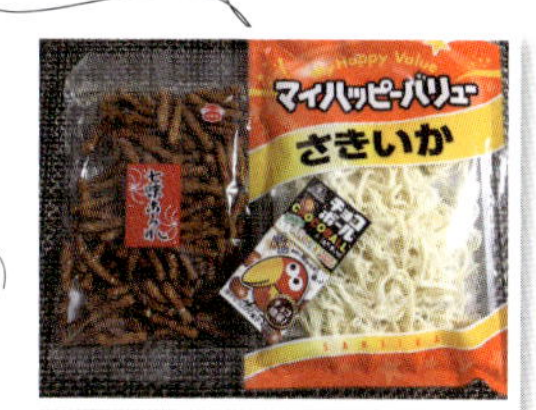

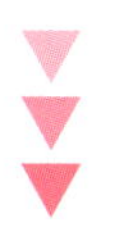

モニター期間30日後の変化

- 会う人皆に「**痩せた**」「**肌の色つやがいい**」「**若返った!**」とほめられました。
- 歯科クリーニングで「歯茎が引き締まり、舌もキレイなピンク色。今まで**一番口の中の状態がいい**」と絶賛されました。
- **疲れにくくなり体調良好。**周囲でインフルエンザが流行っていても、全く風邪をひかない。
- 味覚が変わり、あんなに大好きだったラーメンが塩辛くて食べられないように。カレーは、いつも頼んでいた**大盛りはやめて、普通量にしても食べきれず。**
- **いびき**をかかなくなりました。

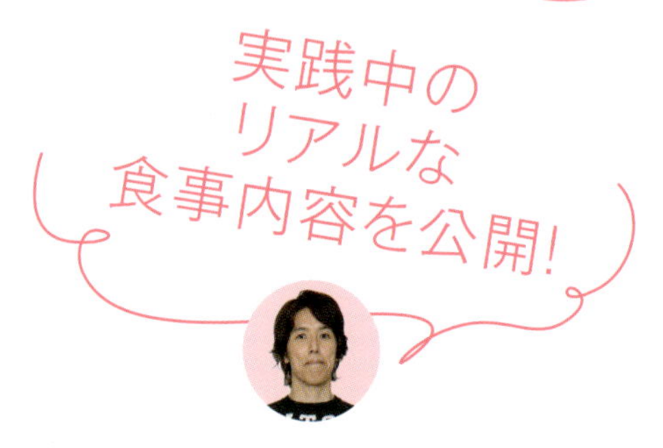

以前の食事の写真を見るとわかるように、僕の食生活はかなりひどかった（笑）。ご飯と麺は大盛りがマスト、揚げ物大好き、お菓子も大量に食べていたんです。でも、オーガストメソッドの食事に替えて、量は減っているはずなのに満足できています。チートデイにハメをはずすと途端に体調が悪くなるので、やはりこの食事が僕には一番合っていると感じます。

朝　昼　おやつ　夜

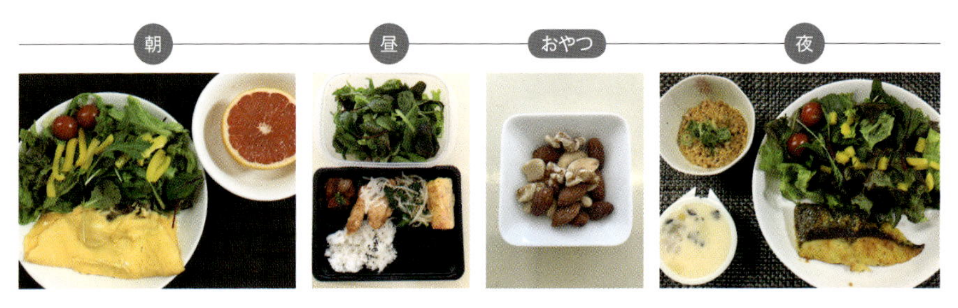

Wednesday
［水曜日］

昼食は、家から持参した葉野菜のサラダと、職場の近所にあるお惣菜屋さんで、おかず数品とご飯握りこぶし1個分をお弁当にしてもらうのが定番です。モニター以前は、揚げ物のおかずばかり選んでいました（笑）。

朝　昼　おやつ　夜

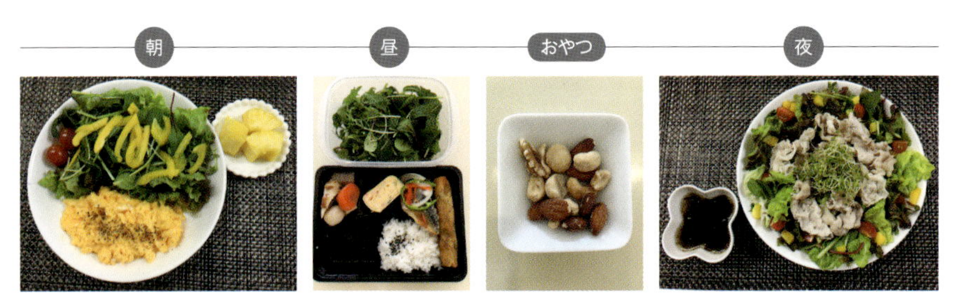

Thursday
［木曜日］

夕食のメインは豚のしゃぶしゃぶサラダ。しゃぶしゃぶだと調理も手軽だし火を通しすぎなければ、オーガストさんおすすめのローフードに近くなるのでいいのかなと思います。

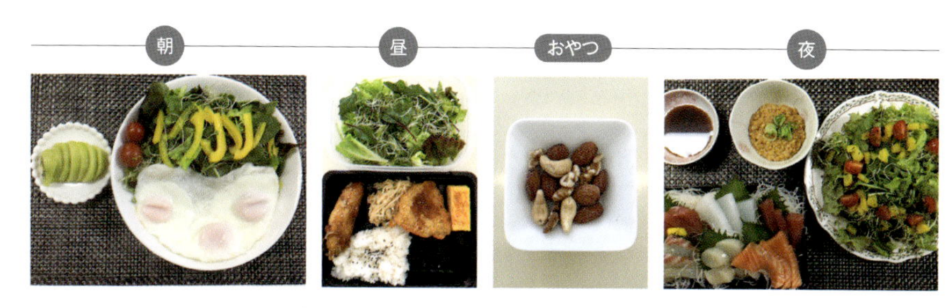

Friday
［金曜日］

夕食はいろいろな種類の刺身盛り合わせ。以前の僕は昼に「揚げ物盛り合わせとご飯大盛り」、夜は「鰻重大盛り」なんて日もあったくらい、大盛り尽くしの食生活だったのに、今はこれで十分満足できてます。

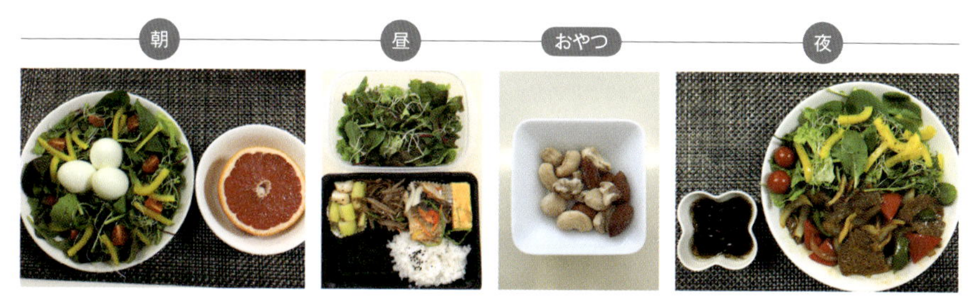

Saturday
［土曜日］

食事量は減っているのに、栄養が足りているからか不思議に空腹感がない。炭水化物抜きの夕食なんて以前なら絶対考えられなかったけど、今は逆に夜、炭水化物を摂るとお腹が重くて苦しくなるので自主的にパス！

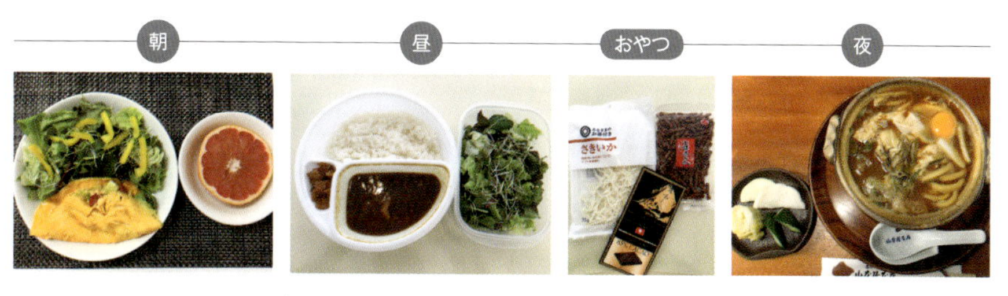

Sunday
［日曜日］

今日は週に1日好きなものを食べてよいチートデイ。大好きなあられ、さきいかを1袋ずつ食べ、チョコレートも食べるつもりがお腹いっぱいで食べられず……。昼のカレーのご飯は小盛り200ｇです。握りこぶし1個分以上摂るとお腹が痛くなるので、これ以上は無理。こうやって食べても全くリバウンドしないのが本当に不思議です！

望月 純さん

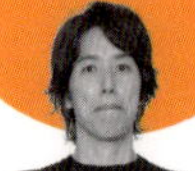

モニター30日間のレポート!

間食	夕食	感想
・ミックスナッツ少量	・葉野菜のサラダ(プレート半分) ・ミニトマト 2個 ・黄パプリカ 1/8個 ・鶏もも肉のステーキアボカドのせ(アボカド1/4個) ・豆腐とえのきの味噌汁 ・もずく酢	本日は仕事がオフだったので炭水化物抜きでも大丈夫でした。**外出時にスイーツの誘惑はありましたが、負けずに耐えました!** この調子でがんばります。
・ミックスナッツ少量	・葉野菜のサラダ(プレート半分) ・ミニトマト 2個 ・黄パプリカ 1/8個 ・サバの西京焼き ・納豆	今日は2日目です。本日は仕事で、炭水化物が少ないので体力が心配でしたが、**予想外に空腹感はなかった。**意外な感じです。腹持ちがいいのか?
・パイナップルジンジャーのエッグスムージー1杯	・葉野菜のサラダ(プレート半分) ・ミニトマト 2個 ・牛肉(120g)と舞茸、ピーマン、玉ねぎの炒め物 ・もずく酢 ・えのきとわかめの味噌汁	エッグスムージーがなかなか美味しかった! **しかし、腹持ちはミックスナッツのほうがいい気がする。**明日もがんばろう!
・ミックスナッツ少量	・葉野菜のサラダ多め(プレート1皿) ・赤パプリカ 1/8個 ・ブロッコリースプラウト ・アボカド 1/4個 ・刺身(マグロ、イカ、真鯛、ホタテ、甘エビ) ・えのきとわかめの味噌汁	今日で4日目! 仕事の終わりが遅かったので夕食はサラダ多めでローフードの刺身をチョイス! **まだお菓子を食べたい気持ちが多少ある**ものの、順調にオーガストメソッド進行中~。
・ミックスナッツ少量	・葉野菜のサラダ(プレート半分) ・豚のしょうが焼き(120g) ・ミニトマト 2個 ・舞茸とピーマンのソテー ・えのき、わかめ、玉ねぎの味噌汁 ・もずく酢	**夜熟睡できるようになったかな。**目覚めがスッキリ感じます! さあ、明日もオーガストメソッド楽しみまーす。
・キャベツ(ゴマ油をつけて)	・葉野菜のサラダ(プレート半分) ・鮭の西京焼き(200g) ・納豆 ・えのき、わかめ、玉ねぎの味噌汁	**なぜか? あんまり空腹感がなくなって、これらのメニューで十分な感じで驚き!** 太ももがスリムになってきたように思います。ズボンがパツパツでなくなりました。
・キャベツ(ゴマ油をつけて)	・葉野菜のサラダ(プレート半分) ・ミニトマト 2個 ・アボカド 1/4個 ・黄パプリカ 1/8個 ・牛肉(120g)、ピーマン、赤パプリカ、ブロッコリーの炒め物 ・なすと油揚げの味噌汁 ・もずく酢	今日で7日目です。オーガストさんの指示通りに最初のチートデイはスルーしてメソッド続行! **今日2週間ぶりに会った人たちに顔がシャープになった! とか、痩せた? とかいわれました。**結果が徐々に出てきてる感じで嬉しい!

1st week Report

日付	朝食	昼食
2月1日	・ベジパワープラス 2包 ・葉野菜のサラダ（プレート半分） ・ミニトマト 2個 ・黄パプリカ 1/8個 ・キウイフルーツ 1/2個 ・スクランブルエッグ（卵2個）	・葉野菜のサラダ（プレート半分） ・きつねそば（トッピングで生卵1個） ・ブラックコーヒー 1杯
2月2日	・ベジパワープラス 2包 ・葉野菜のサラダ（プレート半分） ・ミニトマト 2個 ・黄パプリカ 1/8個 ・グレープフルーツ 1/2個 ・ゆで卵 2個	・葉野菜のサラダ（プレート半分） ・鶏むね肉の南蛮（50g） ・ミニハンバーグ（50g） ・きんぴらごぼう ・卵焼き 2切れ ・ご飯（握りこぶし1個分）
2月3日	・ベジパワープラス 2包 ・葉野菜のサラダ（プレート半分） ・黄パプリカ 1/8個 ・ピンクグレープフルーツ 1/2個 ・アボカドとトマトのオムレツ（卵2個）	・葉野菜のサラダ（プレート半分） ・イカとセロリの塩炒め ・サバのマリネ ・もやしの豚肉巻き ・ひじきの煮物 ・ご飯（握りこぶし1個分）
2月4日	・ベジパワープラス 2包 ・葉野菜のサラダ（プレート半分） ・赤パプリカ 1/8個 ・ブロッコリースプラウト ・ミニトマト 2個 ・ゆで卵 2個	・葉野菜のサラダ（プレート半分） ・鶏のから揚げ 2個 ・卵焼き 1切れ ・ぜんまいの煮物 ・セロリの炒め物 ・ご飯（握りこぶし1個分）
2月5日	・ベジパワープラス 2包 ・葉野菜のサラダ（プレート半分） ・赤パプリカ 1/8個 ・ブロッコリースプラウト ・りんご 1/4個 ・スクランブルエッグ（卵2個）	・葉野菜のサラダ（プレート半分） ・サバのマリネ ・鶏むね肉の南蛮（50g） ・もやしとにらのナムル ・高野豆腐とこんにゃく、にんじん、ちくわの煮物 ・ご飯（握りこぶし1個分）
2月6日	・ベジパワープラス 2包 ・葉野菜のサラダ（プレート半分） ・ミニトマト 2個 ・ピンクグレープフルーツ 1/2個 ・目玉焼き（卵2個）	・葉野菜のサラダ（プレート半分） ・ミニハンバーグ（50g） ・エビフライの卵とじ（エビフライ1本） ・卵焼き 1切れ ・イタリアン風切り干し大根 ・ご飯（握りこぶし1個分）
2月7日	・ベジパワープラス 2包 ・葉野菜のサラダ（プレート半分） ・ミニトマト 2個 ・ルビーグレープフルーツ 1/2個 ・しめじと舞茸のオムレツ（卵2個）	・葉野菜のサラダ（プレート半分） ・鶏もも肉の照り焼き（120g） ・赤パプリカ、ピーマン、玉ねぎのソテー ・ご飯（握りこぶし1個分）

Good!

甘いものへの欲求との戦いは、
最初の3日目までが一番大変なのですが、よくがんばりましたね！
翌週は体も慣れてきて、もう少しラクになると思いますので、
この調子で続けましょう。

望月 純さん

2nd week Report

間食	夕食	感想
・ミックスナッツ 少量	・葉野菜のサラダ（プレート半分） ・ざるそば 1枚 ・だし巻き卵 2切れ	2週目に突入！　仕事がオフなので映画に。**普段はポップコーンMサイズとコーラMサイズがマストだったのに、なぜか今日はなくても全然平気でした！** 食べたいのを我慢してるというよりも食べたいと思わず。驚き！
・ミックスナッツ 少量	・葉野菜のサラダ（プレート半分） ・ミニトマト 2個 ・黄パプリカ 1/8個 ・サバの塩焼き（150g） ・しめじとわかめの味噌汁	**今のところお菓子なしで全然大丈夫**だし、食事の量も明らかに減ったのに満腹感を感じて十分足りてます。最近、体が軽いです（笑）。
・ミックスナッツ 少量	・葉野菜のサラダ（プレート半分） ・ミニトマト 2個 ・牛肉、豆腐、白ねぎ、しらたき、玉ねぎ、トマトのすき焼き風（120g）	いつもはいてる仕事用のズボンのウエストと太ももの部分がゆるくなりました！　相変わらず体は軽く絶好調です♪
・ミックスナッツ 少量	・葉野菜のサラダ（プレート半分） ・カキ、赤パプリカ、しめじのオイスターソース炒め（120g） ・サバの味噌煮（50g）	顔がつやつやになってきました！ 舌の色もキレイなピンク色になってきてビックリ!! 最近、腰痛を全く感じなくなったのは体型が変わってきたからか？　**いい意味でいろいろな体の変化を感じてます！**
・ミックスナッツ 少量	・葉野菜のサラダ（プレート半分） ・ミニトマト 2個 ・黄パプリカ 1/8個　・納豆 ・マグロ、イカ、サーモン、ホタテ、ブリの刺身	**オーガストメソッドを始めて以来、体が疲れにくくなりました！** 心も体もクリアーです！ もうすぐチートデイですが、待ちに待ったって感じは全くなく、なしでも普通にいられそうです。
・ミックスナッツ 少量	・葉野菜のサラダ（プレート半分） ・鮭の西京焼き（200g） ・納豆 ・えのき、わかめ、玉ねぎの味噌汁	オーガストメソッド2週目が無事終了し、明日はチートデイです♪ No Ruleといっても、本当にいいのかなあ？と不安も。順調に見た目の結果が出ているから、よけいに気にしてしまう。
・有機カカオマス、有機アサイー、有機バオバブフルーツ入りオーガニックチョコレート 5粒 ・ミックスナッツ 少量	・葉野菜のサラダ（プレート半分） ・ミニトマト 2個 ・銀ヒラスの西京焼き（150g） ・わかめ、玉ねぎの味噌汁	今日はチートデイなので、朝バゲットを食べたら、食後に胃が重く感じました。昼は大好きなラーメンを。なぜか麺が美味しく感じず、夕食はココイチのカレーライスを食べようって決めてたけど、とても無理!! いつものオーガストメソッドに戻りました！ **この2週間で味覚が変わってしまったようです。お菓子も食べる気満々だったけど、結局食べる気しなくて食べませんでした。** 体がデトックスされたのかも。オーガストメソッドってすごい!!

日付	朝食	昼食
2月8日	・ベジパワープラス 2包 ・葉野菜のサラダ(プレート半分) ・ミニトマト 2個 ・ブロッコリー 2房 ・目玉焼き(卵2個) ・キウイフルーツ 1/2個	・葉野菜のサラダ(プレート半分) ・白身魚のみりん麹焼き(150g) ・ひじきの煮物 ・黒豆 5粒 ・ごぼうと白菜の漬物 ・豆腐、三つ葉の味噌汁 ・ご飯(握りこぶし1個
2月9日	・ベジパワープラス 2包 ・葉野菜のサラダ(プレート半分) ・ミニトマト 2個 ・黄パプリカ 1/8個 ・スクランブルエッグ (卵2個) ・キウイフルーツ 1/2個	・葉野菜のサラダ(プレート半分) ・トマト、アボカド、ブロッコリーの アンチョビソースあえ ・鶏むね肉の塩レモン焼き(120g) ・ご飯(握りこぶし1個分)
2月10日	・ベジパワープラス 2包 ・葉野菜のサラダ(プレート半分) ・ミニトマト 2個 ・黄パプリカ 1/8個 ・ルビーグレープフルーツ 1/2個 ・ゆで卵 2個	・葉野菜のサラダ(プレート半分) ・もやしの豚肉巻き(50g) ・イカとセロリの炒め物 ・ひじきの煮物 ・にんじん、こんにゃく、ちくわ、里芋の煮物 ・ご飯(握りこぶし1個分)
2月11日	・ベジパワープラス 2包 ・葉野菜のサラダ(プレート半分) ・ミニトマト 2個 ・赤パプリカ 1/8個 ・キウイフルーツ 1/2個 ・トマトとアボカドのオムレツ(卵2個)	・葉野菜のサラダ(プレート半分) ・アボカド 1/4個 ・タンドリーチキン(120g) ・ご飯(握りこぶし1個分)
2月12日	・ベジパワープラス 2包 ・葉野菜のサラダ(プレート半分) ・ミニトマト 2個 ・キウイフルーツ 1/2個 ・目玉焼き(卵2個)	・葉野菜のサラダ(プレート半分) ・牛肉、玉ねぎ、しめじ、舞茸の炒め物(120g) ・もずく酢 ・ご飯(握りこぶし1個分)
2月13日	・ベジパワープラス 2包 ・葉野菜のサラダ(プレート半分) ・ミニトマト 2個 ・黄パプリカ 1/8個 ・ルビーグレープフルーツ 1/2個 ・スクランブルエッグ(卵2個)	・葉野菜のサラダ(プレート半分) ・ミニハンバーグ(50g) ・厚揚げ豆腐の麻婆豆腐 ・きんぴらごぼう ・卵焼き 1切れ ・ごはん(握りこぶし1個分))
2月14日	・ベジパワープラス 2包 ・葉野菜のサラダ(プレート半分) ・ミニトマト 2個 ・目玉焼き(卵2個) ・バゲット 3切れ	・しょうゆラーメン(煮卵2個) ・餃子 5個

Good!

よくできていますね!
ただ、たんぱく質がやや不足しているようです。
魚の場合、たんぱく質の吸収率が肉より低いので、
200gくらい摂るようにしてくださいね。

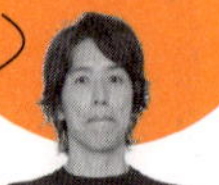

望月 純さん

3rd week Report

間食	夕食	感想
・ミックスナッツ少量 ・コーヒー 1杯	・葉野菜のサラダ(プレート半分) ・ゆで豚ばら肉(120g)ときゅうりのにんにくソース ・カニ玉 ・麻婆豆腐	今日は休みで朝から外出していたため、昼食でたんぱく質が摂れていなかったことが反省点です。サラダは持参したのに。以後気をつけます!
・ミックスナッツ少量	・葉野菜のサラダ(プレート半分) ・アボカド 1/4個、黄パプリカ 1/8個 ・ミニトマト 2個 ・鮭の西京焼き(150g) ・納豆 ・わかめとえのきの味噌汁	**二の腕のタプタプしてた脂肪が消えた!** そして風呂上がりに鏡で体を確認すると、明らかに細い! より体のラインがタイトに変化してます! オーガストメソッドも残り半分。結果が楽しみ!
・ミックスナッツ少量	・葉野菜のサラダ(プレート半分) ・マグロ、タコ、ホタテ、真鯛、ブリの刺身 ・茶碗蒸し ・わかめとえのきの味噌汁	**体に柔軟性が出てきた感じがします。**立位体前屈やストレッチをするといつもより伸びます! 一段と体は軽く、疲れなくなってきました。デニムがぶかぶかに(笑)。
・ミックスナッツ少量	・葉野菜のサラダ(プレート半分) ・黄パプリカ 1/8個 ・ミニトマト 2個 ・牛肉(120g)、玉ねぎ、ピーマン、しめじの炒め物 ・茶碗蒸し ・もずく酢	**いつも朝、目覚めがよくて体もスッキリ!** 順調にメソッド続けてます。体調もいいです!
・ミックスナッツ少量	・葉野菜のサラダ(プレート半分) ・赤魚の塩麹焼き(120g) ・納豆	やはり顔の肌つやがよい。ワントーン明るくなった。 **人から痩せた? といわれる回数が増えてます(笑)。**
・ミックスナッツ少量	・葉野菜のサラダ(プレート半分) ・黄パプリカ 1/8個 ・牛肉(120g)、しらたき、玉ねぎ、しめじのすき焼き風 ・もずく酢	**今日久しぶりに会った人に前より若返ったね! といわれました。嬉しいです~。**
・あられ、さきいか、麩菓子それぞれ1袋 ・バレンタインにもらったチョコレートをたくさん	・葉野菜と生ハムのサラダ(プレート半分) ・ほうれんそうとベーコンのトマトスープパスタ ・ミニ茶碗蒸し ・バゲット 1切れ	今日はチートデイ。久しぶりにジャンクフードをたくさん食べました。お腹が重いです(笑)。昼食のカレーライスは小盛りの200gで十分だったなあ~と後悔。**やはり以前ほど美味しく感じない。味覚が変わったとしか思えない。野菜サラダのほうが美味しく感じる。**今日ハメをはずした分、また明日からメソッド、楽しみです!

日付	朝食	昼食
2月15日	• ベジパワープラス 2包 • 葉野菜のサラダ（プレート半分） • 黄パプリカ 1/8個 • 舞茸のオムレツ（卵2個） • ルビーグレープフルーツ 1/2個	• 葉野菜のサラダ（プレート半分） • きつねそば
2月16日	• ベジパワープラス 2包 • 葉野菜のサラダ（プレート半分） • 黄パプリカ 1/8個 • ミニトマト 2個 • スクランブルエッグ（卵2個） • りんご 1/4個	• 葉野菜のサラダ（プレート半分） • 鶏むね肉の南蛮（50g） • 卵焼き 1切れ • イタリアン切り干し大根 • 春巻き（1本）　• ご飯（握りこぶし1個分）
2月17日	• ベジパワープラス 2包 • 葉野菜のサラダ（プレート半分） • 黄パプリカ 1/8個 • トマトとアボカドのオムレツ（卵2個分） • りんご 1/4個	• 葉野菜のサラダ（プレート半分） • 豚肉、玉ねぎ、ピーマン、しめじの しょうが焼き（120g） • もずく酢 • ご飯（握りこぶし1個分）
2月18日	• ベジパワープラス 2包 • 葉野菜のサラダ（プレート半分） • ミニトマト 2個　• 黄パプリカ 1/8個 • ルビーグレープフルーツ 1/2個 • 目玉焼き（卵2個）	• 葉野菜のサラダ（プレート半分） • アボカド 1/4個 • タンドリーチキン（120g） • ご飯（握りこぶし1個分）
2月19日	• ベジパワープラス 2包 • 葉野菜のサラダ（プレート半分） • ミニトマト 2個　• 黄パプリカ 1/8個 • ルビーグレープフルーツ 1/2個 • スクランブルエッグ（卵2個）	• 葉野菜のサラダ（プレート半分） • 鶏の唐揚げ（50g） • 卵焼き 1切れ • ひじきの煮物 • ご飯（握りこぶし1個分）
2月20日	• ベジパワープラス 2包 • 葉野菜のサラダ（プレート半分） • ミニトマト 2個　• 黄パプリカ 1/8個 • パイナップル 1/8個 • 目玉焼き（卵2個）	• 葉野菜のサラダ（プレート半分） • もやしの豚肉巻き（50g）　• 卵焼き 1切れ • イタリアン切り干し大根 • さといも、高野豆腐、ちくわ、にんじん、こんにゃくの煮物　• ご飯（握りこぶし1個分）
2月21日	• ベジパワープラス 2包 • 葉野菜のサラダ（プレート半分） • 目玉焼き（卵1個） • パイナップル 3切れ • バゲット 3切れ	• 葉野菜のサラダ（プレート半分） • イカフライのカレーライス（ご飯300g）

Good!

純さん、着々と成果が出ているようですね、
素晴らしいです、おめでとうございます!
特別に直すところはありませんが、
朝食の卵を2個から3個に増やしてみませんか?

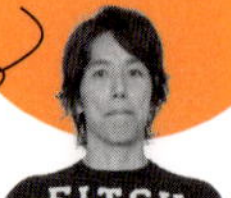

望月 純さん

4th week Report

間食	夕食	感想
・ミックスナッツ少量	・葉野菜のサラダ（プレート半分） ・鶏もも肉（120g）のレモンペッパー焼きアボカドのせ ・黄パプリカ 1/8個 ・豆腐、わかめの味噌汁	今日は仕事休みでランチにお寿司屋さんに行きましたが、**ちゃんとサラダを持参してお店に入る前に食べておきました！** 卵もアドバイス通り今日から3個に変えました。メソッドもあと残り6日！ ラストスパート！
・ミックスナッツ少量	・葉野菜のサラダ（プレート半分） ・サバの西京焼き（150g） ・黄パプリカ 1/8個	また今日、**1ヵ月ぶりに会った人に、顔がシュッとスッキリしてる！ スリムになったね！ 痩せた？ といわれました！** 最近本当にいろいろな人にいわれます。リバウンドもせず、至って順調にオーガストメソッド進行中～。
・ミックスナッツ少量	・葉野菜のサラダ（プレート半分） ・ミニトマト 2個 ・赤魚の塩麹焼き（160g） ・茶碗蒸し	周りでインフルエンザが流行ってますが、**そういえば風邪ひかないなー。**体調も絶好調です。
・ミックスナッツ少量	・葉野菜のサラダ（プレート半分） ・黄パプリカ 1/8個 ・牛肉（120g）、ピーマン、しめじの炒め物 ・もずく酢	最近は毎日、会う人会う人に痩せた？ 明らかに顔がほっそりしてる！ 小さくなった？ 脚がスリム！ といわれます。**自分でもかなり変化したと自覚しています！** オーガストメソッドに出会えたことに改めて感謝。
・ミックスナッツ少量	・葉野菜のサラダ（プレート半分） ・ミニトマト 2個 ・刺身（マグロ、イカ、甘エビ、ホタテ、真鯛）	メソッド終了まであと少し。**内臓脂肪が激減し、脂肪肝でなくなった成果を実感してます！** 体は軽く、相変わらず便秘知らず！ そろそろ体幹トレーニングを始めたいと思います！ オーガストメソッドありがとう！
・ミックスナッツ少量	・葉野菜のサラダ（プレート半分） ・ミニトマト 2個 ・タンドリーチキン（120g） ・もずく酢	明日はチートデイ。 メソッドもあと1日。僕的には最終形態、ほぼ完成の域に達してます！ **20代後半の頃のスリム体型がカムバックしてます～（笑）。**
・チョコレート（3個） ・さきいか、あられ（各1袋）	・ベーコン、葉野菜、きゅうりのサラダ ・カキフライ 4個 ・ヒレカツ（60g）	前回の反省を活かし、昼食のカレーライスはご飯を普通盛り300g→小盛り200gに減量しました！ やはりこれくらいで十分満腹。おやつでチョコレートやあられを食べましたが、やはり気持ち悪くなり以前よりも食べられない。夕食はご飯なしで。白米はお腹が重くなるからパス！ **食べる量が本当に少なくなり、それで十分満足。胃が小さくなった？ 今まで無駄に食べてたせいかも？** メソッドはもはや生活の一部。これからも続けます！

日付	朝食	昼食
2月22日	・ベジパワープラス 2包 ・葉野菜のサラダ（プレート半分） ・ミニトマト 2個　・黄パプリカ 1/8個 ・しめじと舞茸のオムレツ（卵3個） ・パイナップル 1/8個	・葉野菜のサラダ（プレート半分） ・ふきの煮物　・ブリの煮つけ（30g） ・なすの煮物　・大根とエビのあんかけ ・寿司 5かん（マグロ、ハタ、カンパチ、ホタテ、トビ ・ミニ鉄火巻き 3個　・茶碗蒸し
2月23日	・ベジパワープラス 2包 ・葉野菜のサラダ（プレート半分） ・ミニトマト 2個　・黄パプリカ 1/8個 ・スクランブルエッグ（卵3個） ・パイナップル 1/8個	・葉野菜のサラダ（プレート半分） ・アジのフライ（30g） ・鶏むね肉の南蛮（50g） ・卵焼き（1切れ）　・きんぴらごぼう ・ご飯（握りこぶし1個分）
2月24日	・ベジパワープラス 2包 ・葉野菜のサラダ（プレート半分） ・黄パプリカ 1/8個 ・トマトとアボカドのオムレツ（卵3個） ・ルビーグレープフルーツ 1/2個	・葉野菜のサラダ（プレート半分） ・れんこんのはさみ揚げ ・揚げ出し豆腐 ・ぜんまいの煮物　・卵焼き 1切れ ・ご飯（握りこぶし1個分）
2月25日	・ベジパワープラス 2包 ・葉野菜のサラダ（プレート半分） ・ミニトマト 2個　・黄パプリカ 1/8個 ・目玉焼き（卵3個） ・キウイフルーツ 1/2個	・葉野菜のサラダ（プレート半分） ・サバのマリネ（50g） ・鶏むね肉の南蛮（50g） ・厚揚げ豆腐の麻婆豆腐　・大根の煮物 ・ご飯（握りこぶし1個分）
2月26日	・ベジパワープラス 2包 ・葉野菜のサラダ（プレート半分） ・ミニトマト 2個　・黄パプリカ 1/8個 ・スクランブルエッグ（卵2個） ・ルビーグレープフルーツ 1/2個	・葉野菜のサラダ（プレート半分） ・イカとセロリの炒め物 ・ミニハンバーグ（50g） ・イタリアン切り干し大根 ・野菜春巻き　・ご飯（握りこぶし1個分）
2月27日	・ベジパワープラス 2包 ・葉野菜のサラダ（プレート半分） ・ミニトマト 2個　・黄パプリカ 1/8個 ・ルビーグレープフルーツ 1/2個 ・しめじと舞茸のオムレツ（卵3個）	・葉野菜のサラダ（プレート半分） ・もやしの豚肉巻き（30g） ・きんぴらごぼう　・卵焼き 1切れ ・サバのマリネ（50g） ・ご飯（握りこぶし1個分）
2月28日	・ベジパワープラス 2包 ・葉野菜のサラダ（プレート半分） ・ミニトマト 2個　・黄パプリカ 1/8個 ・目玉焼き（卵2個）　・バゲット 3切れ	・葉野菜のサラダ（プレート半分） ・イカ、アサリ、エビのシーフードカレー（ご飯200g）

Good!

ほぼ完璧に近いです！
すっかりメソッドが身についたようですね。
そろそろ運動を始めるといいタイミングです。

monitor #06
M.Iさん
（34歳）
パート勤務

After

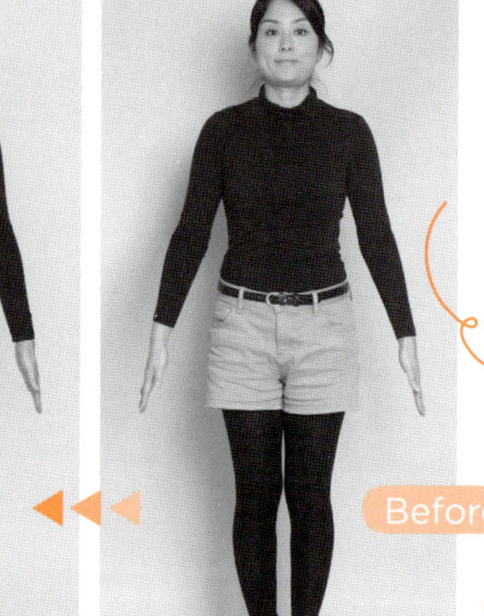

Before

二の腕、ウエストが1週間で－4㎝!寝起きがとてもよくなりました

- 二の腕、ウエストが－4㎝
- 寝起きがよくなった
- 疲れにくくなった

モニターの感想

最初の１週間で二の腕、ウエストが４㎝細くなり、効果にびっくりしました。大好きなラーメンが無性に恋しくなるときもありましたが、チートデイに食べることで解消。後半は執着がかなりなくなりました。たんぱく質を効率よく摂るために、オーガストさんに教わったエッグスムージーを活用、平均して一日2回飲みました。前はたくさん夢を見ていましたが、メソッドを実践してからあまり見なくなり、眠りの質がよくなったようで寝起きが本当によくなりました。また、疲れにくくなったのも実感しています。

30日後に再会した時に、別人のように
肌にツヤと透明感が出ていて、
10歳若返って見えました!
M.Iさんは和食中心の食事をしながら、
エッグスムージーを上手に取り入れて、
バランスよく進めていましたね。

ある日の食事例

たんぱく質をきちんと摂るためにも、一日2回、卵2個を入れたエッグスムージーを飲んでいます。昼食、夕食は和食中心で、お刺身を食べることが多いです。

朝食

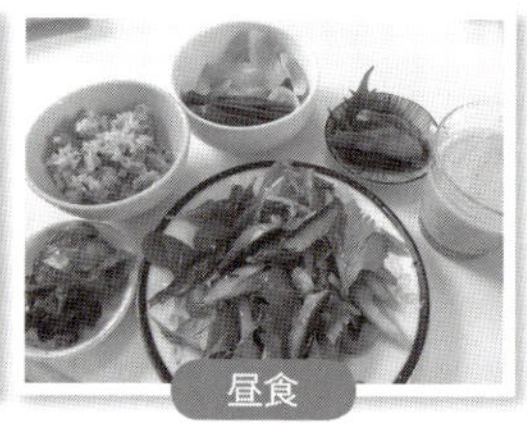

昼食

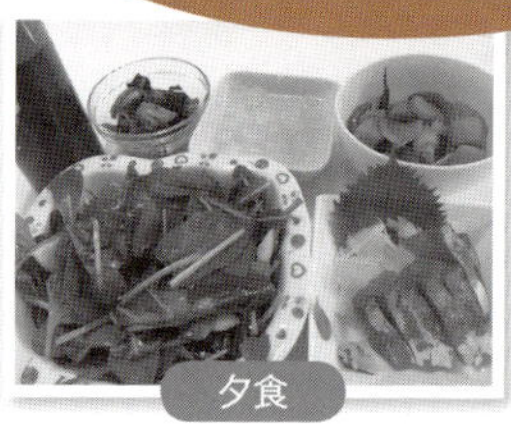

夕食

monitor #07
H.Eさん
(33歳)
会社員

モニターの感想

寝てもなかなか疲れが取れず、ストレスが溜まるとパンやご飯、お菓子などをドカ食いしてしまう癖があるのが悩みでした。最初は正直サラダを毎食食べ続けるのが少しつらかったのですが、具材や味付けを変えたり工夫したら、美味しく食べられるようになりました。とにかく**疲れにくくなり、体がラクになった**のが一番の変化です。あとは食後の眠気がなくなり、ニキビができなくなったり、大好きだったお菓子を食べなくても平気になったりなど、いい変化がたくさんありました。

疲れにくくなり、体がラクに! ニキビもできなくなりました

ある日の食事例

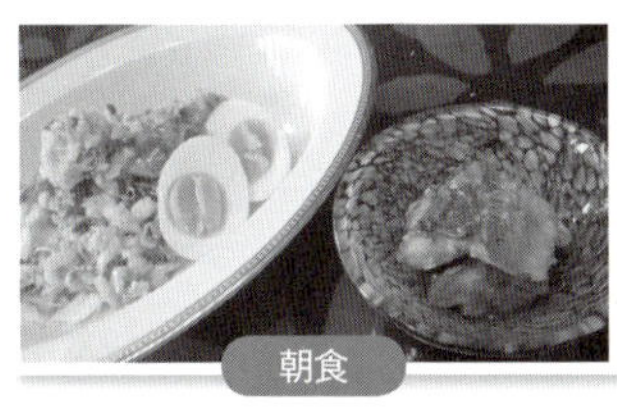
朝食

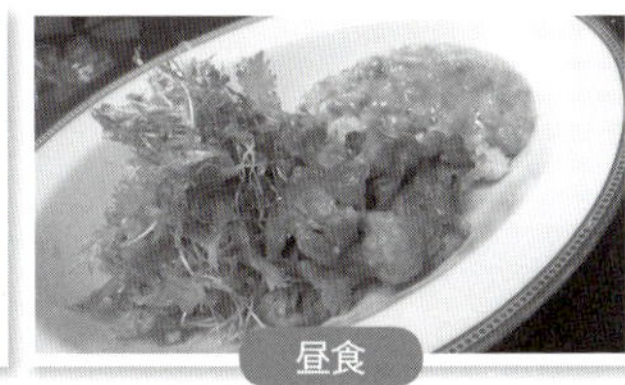
昼食

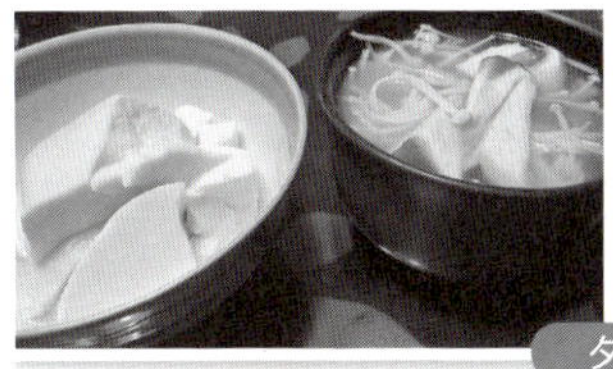

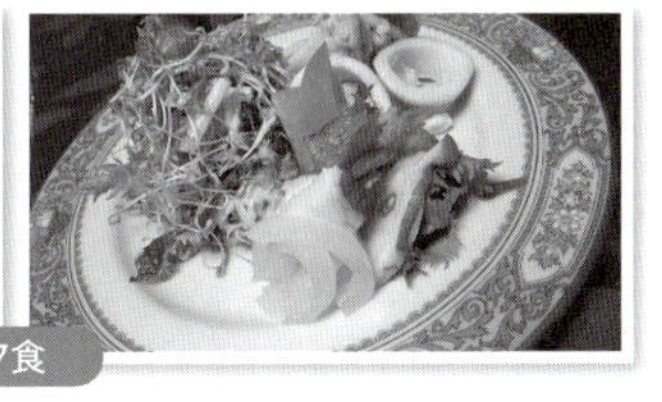
夕食

朝食は手作り玉ねぎヨーグルトドレッシングのサラダとゆで卵、サバの水煮で栄養補給。昼はラム肉と卵入り納豆、夜は魚介類をしっかり食べ、満足感たっぷり。

monitor #08
J.Aさん
(45歳)
設計事務所代表

食事を変えて2週間で頭がクリアになり仕事の能率もアップ!

モニターの感想

甘いものが大好きで、仕事が忙しいと食べ過ぎてしまうのが悩みでした。でも今回オーガストさんに「がん細胞は糖質がある環境を好む」と聞いてから、かなり執着が減り、ほぼやめることができました。甘いものをやめてから2週間ほどで頭の働きがクリアになり、仕事の効率が格段にあがったんです!

30日間の体験モニターの方、そしてこれからチャレンジする方へ

モニターの皆さん、1ヵ月間本当にお疲れさまでした！

本来のオーガスト流の食事には、無農薬栽培の食材を選ぶ、添加物や悪い油をできる限り避ける、といったルールもあるのですが、今回はとにかくトライしやすいようにそういった細かいことは不問にして、基本ルールのみを守っていただきました。
ですから、厳密にいうと皆さんの食事は「完璧なオーガストメソッド」ではないのですが、スタートとしては本当に素晴らしかったと思います！　僕自身もこの食事法を身につけるのに10年ほどかかっていますし、まだまだ完璧ではありませんから。でも、少し食事を変えただけで、こんなに体が変わることを体験し、食事の大事さがわかっていただけたのではないでしょうか？
半信半疑だった方も、結果が出たことで「このメソッドは正しいんだ」と確信がもて、次はより完璧を目指して、もっとよい食材や調理法を知りたい！　という欲が出てくると思います。ぜひ、このオーガスト流の食べ方を自分のものにして、ステップアップしていっていただきたいと願っています。

今回、日本人の皆さんの食べ方を拝見していて気づいたことをひとつ挙げると、「魚を食べる機会がかなり多い」ということ。

魚は良質の油が含まれているおすすめの食材ですが、たんぱく質の吸収率が低いため、一回に食べる量を肉より多めにすることを心がけましょう。——というのは簡単ですが、魚をたくさん買わなくちゃいけないとなると、食費がかさむのが痛いところですよね（笑）

僕は魚も大好きですが、コスパとたんぱく質の吸収率を考えて、卵と鶏肉を買うことが多いです。P40の僕の買い物例もぜひ参考にしてくださいね。

第3章

これは食べていいの？
どうすればいい？
疑問にすべて答えます

サラダについて

Q なるべく濃い色の葉野菜がいいそうですが、レタスやコンビニサラダはだめですか？

A **それしかないときはOK。食べないよりずっとましです！**

デトックスに効果的なクロロフィルは緑の濃い野菜に多く含まれているので、やはり色の濃いものを選ぶのがベスト。しかも色の薄い野菜は味も薄いのでどうしてもマヨネーズやドレッシングなどの濃い味が欲しくなってしまいます。ですが、どんな種類でも生の葉野菜を摂らないよりは摂ったほうがいいので、ない場合はレタスでもOK。時間がないときはコンビニのサラダやカット野菜でもかまいません。ただ、コンビニで売っているパックのサラダは量が少ないことが多く、パスタなどが入っているものもあるので、葉っぱの多いものを選び、できれば２つ買いましょう。とんカツ定食などのつけ合わせのキャベツもサラダにカウントしてOK。ソースではなく、塩やごま油などをかけて食べてください。ちなみにポテトサラダやパスタサラダはほとんど炭水化物なのでサラダにカウントできません。もし、ポテトサラダを食べるなら、炭水化物としてカウントし、その分ご飯などの量を調整してください。

Q 忙しくても続けられる作り方、保存方法などを教えてください

A ベビーリーフなどの葉野菜はまとめて洗って、サラダスピナーなどを使ってしっかり水きりします。そこに酸化を防ぐためのレモン汁をかけ、ファスナーつきのポリ袋に入れて冷蔵庫で保存しておけば、2〜3日は持ちますよ。野菜スティック用にきゅうりやにんじんをまとめてカットして同じように保存しておくのも手。毎回洗ったりする手間も省けるので、すぐ食卓に出せて便利です。水けが多いと腐りやすいので、きっちり水けをきるのがポイント。サラダスピナーがない場合はキッチンペーパーなどで水分を拭き取ってください。

Q 毎回同じサラダを食べていると、飽きてしまいます……

A 工夫次第でバリエーションはつけられますよ

むしろ僕は日本のほうがサラダのバリエーションは多いと思います。なす、ズッキーニ、ブロッコリーなど、生でも食べられる野菜はたくさんありますし、グレープフルーツやナッツを入れたり、油の種類を替えたり。ローズマリーやミントなどのハーブを加えると違った味わいが楽しめますよ。また、卵やさっとゆでた鶏肉、魚介類、生ハムやベーコン（無添加のもの）などを加えたりすればいろいろアレンジできますよね。「飽きるか、飽きないか」よりも「やるか、やらないか」が大事！　ぜひがんばって30日はやってみてください。

Q 生野菜を食べると体が冷えませんか？

A 生野菜を食べて体温が下がることはありません！

一昔前はそう思われていたようですが、実際は生野菜を食べても体温が下がることはありません。興味深い話があって、知り合いの女性が**「生野菜は冷えると思ってたのに、ある日オーガニックのケールのサラダを食べたところ、汗が止まらないほど体が温かくなった」**というのです。「今までは栄養価の低い、痩せた野菜を食べていたから、体が冷えていたんだ」と感じたそうです。栄養の濃い野菜はむしろ生で食べたほうが代謝を上げてくれるんです。オーガスト流を30日続ければそのことが実感できると思いますよ。

Q オイルはたっぷりとのことですが、どのくらいの量をかけるのでしょうか？

A お皿半分のサラダに少なくとも大さじ２杯くらいです

目安は葉っぱ一枚一枚にオイルがしっかりとかかっているくらい。大皿半分のサラダに、少なくとも大さじ２杯くらいはかけてください。最新の研究では油を摂ったほうが痩せるというデータもあり、オイルと一緒に摂ったほうが葉野菜のミネラルの吸収率が２倍になるともいわれますので、恐れずたっぷりと！

Q サラダにかけるオイルは何がおすすめですか？

A 酸化しにくく、加熱処理していないものを選びましょう。サラダ油、えごま油はNGです

オメガ3はとても酸化しやすいという弱点があります。ですので、製品になっているえごま油やインカインチオイルなどは、製造や保管方法によって店頭に並んでいる時点ですでに酸化している可能性が高いのです。また、えごまは農薬の有無も心配ですので、オメガ3は生の青魚やナッツなどの食品から摂るほうがいいですね。僕がよく使うのはオリーブオイル、ごま油、そして、アボカドオイルはクセがなくておすすめ。また、マカデミアナッツオイルはコクがあり、酸化しにくい特性があるのでサラダなどにかけて生で食べるほか、加熱する料理にも向いています（だたし、味の面でマカデミアナッツオイルは牛肉と相性が悪いです）。

Q 漬物はサラダにカウントしてもいいですか？

A 発酵食品の漬物はアルカリ性食品なので、添加物や糖質などに気をつければとてもいいものですが、フレッシュな葉野菜で摂れる栄養のかわりにはなりません。漬物とは別にサラダはしっかり摂りましょう。

たんぱく質について

Q

卵は一日何個まで食べていいのでしょうか？

A

個数に制限はありません！

卵を食べてもコレステロール値には影響しませんので、個数に限度はありません。卵にしか含まれない栄養素があるので、むしろいろいろなかたちで積極的に摂ってください。できれば一食３個は食べていただきたいですし、一日３回食べても問題ありません。僕は朝食にはほぼ毎日３個、加えて昼食やおやつに卵を２～３個使ってエッグスムージーを作ったり、と７～８個食べたりします。

Q

イクラ、たらこなどの魚卵は体に良くないですか？

A

実は魚卵は理想的なたんぱく質です

魚卵はおすすめです！　実はたんぱく質量は魚卵のほうが鶏卵より上。魚卵はオメガ３の良質な脂が摂れるのもいいところ。化学調味料や砂糖を使った辛子明太子などに気をつければ、理想的なたんぱく質といえますよ。

Q 一食に食べるべきたんぱく質の目安を、具体的に教えてください

A 焼き鶏のももなら４本、魚の切り身は２枚が目安です

種類や肉の部位によってもたんぱく質の量や吸収率は違うのですが、いちばん多いラム肉なら80g（骨を含まない正味）、牛肉、豚肉なら120〜150g。鶏肉は100〜120gが目安なので、これはパックに書いてあるグラム数を参考にすればわかりやすいですよね。焼き鶏のももなら４本、レバーなら３本くらいでしょうか。魚は肉よりも吸収率が低いので、肉の倍の200gを目安に。サバなら２切れ、イワシは小さいもので大体４尾くらいでしょうか。普通の切り身がついている焼き魚定食ですと200gには足りないので、僕は必ず魚を２枚頼むようにしています。

Q カレーが大好きですが油っぽいのでNGですか？

A

カレー自体はスパイスを使っていてアンチエイジング的にはいい料理です。ただし、市販のルウは小麦粉や加工油が使われているので避けましょう。本格的なインドカレーや、ココナッツミルク入りのタイカレーならおすすめです。あとはご飯をたくさん食べてしまわないように、炭水化物の量を握りこぶし１個分にすればOKです。

Q ダイエットには脂身のないささ身がいい、といいますよね？ 脂がついている鶏もも肉は避けたほうがいいですか？

A **鶏もも肉は、良質な脂があるおすすめ食材です！**

ダイエット指導などでは、カロリーの低いささ身をすすめるところも多いようですが、僕のメソッドではカロリーを全く問題視しませんし、栄養価からいっても、鶏もも肉はおすすめですよ。日本では脂が多いからという理由で鶏もも肉の皮を捨ててしまう方が多いと聞きましたが、もったいない！　ソテーなんて、パリッと焼けた皮が美味しいのに（笑）。鶏肉の脂は、実はオリーブオイルの成分に近い良質の脂なんです。ですから皮も美味しく食べましょう。

Q 忙しいときはかまぼこやちくわなど、魚の練り製品でも可？

A 魚と同じくらいの量（200gくらい）を食べる必要があるので、練り製品だけで１食分のたんぱく質をすべてまかなうのは量的にも大変ですし、添加物や糖質も気になります。ですので補助的に食べるならＯＫ。ちなみに練り製品がたくさん入っているおでんは具材に根菜など糖質が多く、また野菜も長時間煮込んでいて栄養価が失われているので、おすすめできません。

Q 豆腐、油揚げ、納豆など、大豆製品は常備していますが、毎日食べても大丈夫？

A 大豆は積極的に食べる必要のない食品です

大豆は発酵させないと、他の栄養の吸収を邪魔する成分（反栄養素）が残ってしまいます。ですから大豆食品で摂ってよいのは、納豆、味噌、しょうゆなどの発酵食品のみ。豆腐は味噌汁などに少し入れる程度なら問題ありません。ただ、大豆は遺伝子組み換えや残留農薬の心配もありますし、女性ホルモンのバランスが乱れたり、アレルギーの原因になったりすることもあるので、僕は積極的に食べる必要がない食品だと思っています。絶対避けてほしいのは、豆乳、大豆パウダー、大豆油。油揚げも酸化した食品なのでおすすめしません。

Q たんぱく質もなるべくローフードがいいそうですが、料理のアレンジがなかなかできずつらいです

A

消化の負担を減らすために夕食こそローフードを取り入れてほしいので、ぜひ30日間はがんばってみてください。生の魚はマリネやカルパッチョで、牛肉やラム肉をレアに焼いたり、鶏肉はさっとゆでると美味しく食べられますよ。ただ、お皿の半分はサラダにしてオリーブオイルをかければ、食事の半分はローフードになるので、しんどい人はあまり無理しなくても大丈夫です。

炭水化物について

Q 朝食はご飯とパンどちらがいい?

A どちらでも好きなほうをどうぞ（笑）

なぜならパンは小麦以外のものがいろいろ入っていますし、一方お米は食物繊維がほとんどなく、農薬の心配もあるので、どちらがいいとは一概にはいえません。量さえ守ればあまり変わりがありません。

Q 食物繊維が豊富なグラノーラを便秘対策に食べてます

A かえってお通じが悪くなる可能性がありますよ！

食物繊維が豊富な穀物が入っているグラノーラを、ヘルシーだと思っている女性は多いようですね。でも、一般的に市販されているグラノーラは、砂糖や糖度の高いドライフルーツもたくさん入っているので、〝お菓子〟だと考えてください。また、シリアルや全粒粉に多く含まれる不溶性食物繊維は、あまりたくさん摂ると腸の中の水分を吸い取ってしまい、かえってお通じが停滞してしまうことも。それより効くのは、水分の多い野菜や海藻などに含まれる水溶性食物繊維です。快調なお通じのためには、サラダをたくさん食べるほうがずっと効果的ですよ。

Q おそばも炭水化物なので控えたほうがいいですよね？

A 十割そばなら糖質を心配しなくて大丈夫！

そば粉の炭水化物は、ご飯やパンと違い、糖質がかなり少ないのです。ですからそば粉100%の十割そばなら、糖質を摂りすぎる心配はなし。また、そば粉の食物繊維は腸環境のためにいい働きをしますし、握りこぶし1個分よりたくさん食べても大丈夫です。ただし、おそば単品だけで食事をすませないこと。栄養が不十分です。僕はおそば屋さんでも、サラダ、だし巻き卵、鶏わさなどのたんぱく質をまず頼むようにしています。おそばを食べたくて行ったのに、他のものでお腹いっぱいになって、肝心のおそばがあまり食べられないこともよくありますよ（笑）。

僕もおそばが大好き!
近所のおそば屋さんには、
ときどき行きますよ。

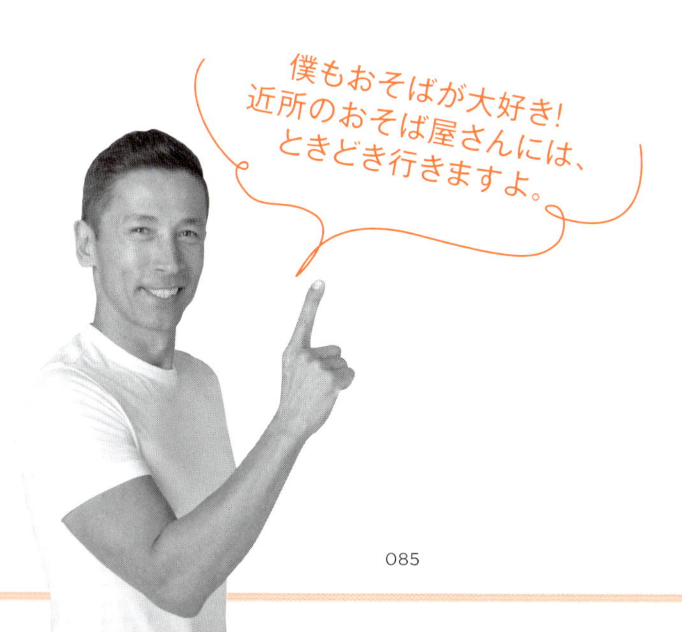

間食について

Q 朝食の時間が早く昼食までにお腹がぺこぺこに。間食は午前と午後2回でもいい？

A "空腹時間を作らない"ことがポイントなので、２回摂っても問題はありません。ご自身のライフスタイルに合わせてやってみてください。オーガスト流の間食は甘いお菓子やお腹をふくらませるものとは違うので、食べすぎて太る心配はありません。

Q 塩味のミックスナッツはOKですか？

A 塩けが欲しいのであれば自分で塩をかけたほうが塩分量の調整もできるので、無塩のものを選びましょう。また、バターや植物油などでローストしたものは悪い油が使われていたり、酸化している可能性があるので、生のものか、素焼きのものを選んでください。ただし、アーモンドだけは生だと消化の負担が大きいので、ローストしたものをチョイスしましょう。

Q 間食のナッツの種類でおすすめはありますか？

A 皮のついたペカンナッツ、くるみがおすすめです

ナッツは皮の部分に抗酸化成分や食物繊維がたくさん含まれているので、皮がついていないピーナッツやカシューナッツよりも、皮のついたペカンナッツなどを選びましょう。中でも僕のおすすめはくるみ。ナッツの中でもオメガ3が多く、ビタミンやミネラル、葉酸などをバランスよく含む優秀食材です。また、ココナッツもラウリン酸などの良質な脂肪酸が豊富なので、僕はくるみとココナッツフレーク、ペカンナッツを混ぜたものをファスナーつきのポリ袋に入れて持ち歩き、おやつの時間にアラームをかけていつでもどこでも食べられるようにしています。

Q ナッツ以外で間食におすすめのものを教えて！

A

エッグスムージーやココナッツバター（※詳しい作り方はP33〜34に）、アボカド半分にレモンを絞ってスプーンで食べたりするのもおすすめです。あと、カカオ70％以上のダークチョコレートをほんの１かけ食べるくらいなら害は少ないので、板状のものを少量割って、そこにナッツを混ぜて食べることもたまにあります。また、ナッツの食べ方のバリエーションとしては、マカデミアナッツオイルかアボカドオイルとナッツを混ぜ、カイエンペッパー、チリペッパーをふってシェイクすると、ワインにもよく合うピリ辛のおつまみ風に。

飲み物について

Q カフェオレが大好きで おやつがわりに 飲んでいます……

A どうしても飲みたいなら牛乳のかわりに ココナッツミルクを

牛乳は酸性食品ですし、栄養的にもオーガスト流の間食にはなりません。どうしてもカフェオレを飲みたいのであれば、牛乳のかわりにココナッツミルクを試してみてください。もうひとつおすすめはココナッツバターコーヒー。コーヒーにココナッツオイル小さじ１とバターを１かけら入れます。ミキサーにかけるととろりとして、カフェオレのような味わいが楽しめますよ。ただし、午後３時以降のカフェイン摂取は体を老けさせるので、午後３時前には飲み終えるようにしましょう。また、最近〝一日にコーヒーを２杯以上飲む男女は不妊体質になりやすい〟という研究データも発表されたので、子どもが欲しい方は特に注意してください。

Q 水分は一日どのくらい摂るのが好ましいですか？

A 一日１ℓ摂るべき、などいろいろな説がありますが、科学的に正しいと証明されているものは何もありません。どのくらい、という量よりも、喉が渇いたときにきちんと水を飲むことが大事。勘違いされやすいのですが、コーヒーや紅茶、ジュースは水分の補給のかわりにはならないので、必ずお水を飲むようにしてください。

Q お酒は太るから飲むのは禁止ですか？

A 赤ワイン２～３杯ならOKです

お酒がすべてだめというわけではありません。避けたほうがいいのは糖質が多いビールと日本酒。ビールの大ジョッキ１杯に入っている糖質は約25g。食パン１枚の糖質が約20～30gなので、ビールは〝溶かしたパン〟を飲んでいるようなもの。赤ワインは食物繊維が豊富で糖分をあまり気にしなくてよいので、２～３杯はOK。白ワインはポリフェノールが少なく、糖の吸収もいいので１杯まで。１杯だとすぐ飲みきってしまうので、僕はレストランでは料理がきてからオーダーするようにしていますよ（笑）。また、ワインは必ず食事と一緒に楽しむようにしましょう。

和食について

Q 酢の物は体にいいですよね？

A 医学的根拠はありません！

お酢は体にいいという医学的根拠はありません。お酢は100℃で熱処理されているものが多いので、せっかくの酵素も壊れていますし、無理にたくさん摂る必要はありません。酢の物が嫌いな人はむしろ安心してください（笑）。

Q 根菜の煮物をよく食べます。糖質が多いと聞きますが、どの程度なら食べてもいいの？

A 根菜の煮物は炭水化物としてカウントしましょう

じゃがいも、にんじん、さといも、さつまいもなど、地中に埋まっている根菜は糖質を多く含んでいます。れんこんやごぼうも意外と糖質が多いです。大根だけは糖質が少なく、生で食べる分にはよい野菜ですが、乾燥させた切り干し大根は糖質が凝縮されて多くなります。また、和風の煮物はみりんや砂糖を使うので糖質過多になりがち。煮物は炭水化物としてカウントして握りこぶし1個分の範囲で食べ、ご飯は控えたほうがいいでしょう。

その他の疑問

Q 乳製品はカルシウム、たんぱく質が豊富な優良食材ですよね？

A 乳製品のカルシウム、たんぱく質はほとんど吸収できません！

ほとんどの日本人は乳製品からカルシウムが摂れると勘違いしているのですが、実は乳製品に含まれるカルシウムを人間の体はほとんど吸収できません。序章でご説明したように、むしろ骨をスカスカにしてしまいます。実はカルシウムの吸収率が高いのは、ブロッコリースプラウト、小松菜、ほうれんそうなどの緑の濃い葉野菜。乳製品より葉野菜を摂ったほうがカルシウムの補給になるんです。

また、チーズでたんぱく質が摂れると思っている人は多いのですが、カルシウム同様、乳製品のたんぱく質は吸収率が低いので、ほとんど意味がありません。たんぱく質は肉、魚、卵で摂取するようにしましょう。特にプロセスチーズは乳製品というより〝工業製品〟ですから、おすすめできません。

ここまで読むと、「チーズはあまりよくない食材？」と思われてしまうかもしれませんね（笑）。実は熱処理せずに作られている、新鮮なナチュラルチーズには、アンチエイジングによい栄養成分が豊富に含まれていて、僕も積極的に食べています。日本ではなかなか手に入りづらいのですが、見つけたらぜひ試してみてください。

Q ココナッツオイルの飽和脂肪酸は、摂りすぎ注意なんですよね？

A

1960年代に発表された「飽和脂肪酸は体によくない」という論文自体が間違っていた、というのが、今、世界の研究者の間では多数派の意見。また、ココナッツオイルに関しては一日20～30㎖摂る分には全く問題ないという研究データも。サラダやコーヒー、パンに塗る程度なら心配いりません。万が一摂りすぎたとしても害はお腹がゆるくなる程度です。

Q 果物が大好きです。果糖は砂糖よりいいと聞いたのですが？

A

果糖は必ずしも体にいいわけではありません

フルーツの果糖も糖質。しかも果糖は中性脂肪を増やしたり、膵臓に影響を与えるというデータもあるので、果物は積極的に摂る必要はない、というのが僕の考えです。例外はアボカド、キウイ、パイナップル（生のもの）。パイナップルはとても甘いですが、食物繊維が豊富で脂肪燃焼効果が高いことが最近の研究でわかってきました。キウイも糖分が少なく、ビタミンCが豊富、しかも生の果物はアルカリ性食品です。それ以外の果物では、ベリー類やグレープフルーツなど酸味が強く糖度が低いものを選ぶようにしましょう。ちなみに市販のジュースやドライフルーツは糖質が高いのでNGです。

Q オーガストメソッドを6日行い、チートデイに好きなだけ食べると、リバウンドしたり、脂肪がつきやすくなったりしませんか？

A 心配はありません。むしろ脂肪が落ちやすくなります

もし６日間満足に食事をとらず、１日で一気に食べる、という方法でダイエットしたら、体が飢餓状態になって脂肪を溜め込もうとするので、太りやすくなります。オーガストメソッドは、逆に６日間しっかり体に必要な栄養を摂り、余計な糖質は摂らないので、脂肪が落ちやすくなるのです。

また、６日間きちんと栄養を与えている健康な体は回復力があり、１日悪い食事をしても、すぐに回復できます。ですから、モニターの方の例を見てもわかるように、リバウンドする心配もないのです。

Q 揚げ物が大好きです。衣をつけない素揚げでもだめですか？

A 残念ながら衣をはずしても、いい食品にはなりません（笑）

問題は、たとえDHAやEPAなどを含む魚でも、どんなに良質な油を使っても、高い熱を加えると酸化してしまうことなんです。揚げ物は酸性食品なので、できれば避けましょう。どうしても食べたいときはチートデイに食べるようにしてください。

おわりに

オーガスト流食事法を、初対面のモニターの方々に実践していただき、その結果を公開する、という今回の企画は僕にとって大きな挑戦でした。もちろん、長年自分自身で実践し、結果を出してきた理論ですから自信はあります。でも、皆さんに〝必ずいい結果が出ます〟と保証することはできません。なぜなら、いい結果を出すためには、その方自身が〝絶対に30日間やり通す〟と決意し、努力を続けることが必要だからです。

そしてその結果は……嬉しいことに、僕の予想を超える素晴らしいものでした。

読んでいただくとわかると思いますが、モニターの方々は、皆さんのまわりにいるような、ごくごく普通の方ばかりです。家での食事は一般的な日本の家庭料理、そしてラーメンやお菓子が大好きだったりします（笑）。でも運動なしで、ウエストが最大16センチも減り、30日ぶりに再会したときに一瞬誰だかわからないくらい、若返ったのです！

あるモニターの方は「痩せるために、高額のトレーニングジムに入会しようかと思っていて。だから最初はこんな方法で本当に痩せるのか半信半疑でしたが……あまりの効果にびっくりしました！」と言ってくれました。

この食事法は、僕自身が約35年かけて栄養学、生理学、老化の仕組みなどを研究し、自ら試行錯誤してきたことの集大成です。ある意味さまざまなメソッドの、〝いいとこどり〟とも言えるかもしれません（笑）実は30年近く失敗を繰り返し、今の方法にたどり着いたのは7年ほど前。それ以来、日ごとに回復力が高まり、若い頃のエネルギーを取り戻せてきているのを感じています。

〝本当かしら？〟とまだ疑っているあなた、ぜひ一度30日間、このメソッドを試してみませんか？　もちろん続ける努力は必要ですが、たったの30日です。そして、もしかしたら、モニターの方々以上に驚くような結果が出るかもしれませんよ（そうしたら、次の本のためにぜひお知らせください！）。

最後になりましたが、この本を読んでいただき、本当にありがとうございました。僕はいつでも、皆さんが健康で生き生きと、ご自身の本当の可能性を発揮できる人生を送るための、お手伝いをしたいと思っています。

２０１６年６月吉日

オーガスト・ハーゲスハイマー

オーガスト・ハーゲスハイマー

栄養科学博士。1962年福島県猪苗代生まれ。サンディエゴ州立大学で医学を学ぶ。
ニュージーランド在住。
長年の研究から「人間の身体は自然の力で回復できる」という結論に達し、
株式会社アビオスを設立。環境と健康を念頭に、無添加、無農薬にこだわる
美容健康補助食品・スキンケア製品事業を行う。
現在はアビオス代表の他、アンチエイジング・スペシャリストとして、
テレビ、雑誌、セミナー、講演などで活躍。また、一人一人の食事の内容を見直し、
その人にあったプログラムで美しく健康な身体に導く、パーソナル・ダイエット・カウンセリングを
行い絶大な支持を集めている。著書に『老けない人はやめている』(講談社)、『油を変えて頭も
体も若返る!』(主婦と生活社)他多数。
www.abios.jp/august

編集協力／矢沢美香
ブックデザイン／内藤美歌子(VERSO)
撮影／渡辺充俊、浜村達也

講談社の実用BOOK
オーガスト流(りゅう)　30日(にち)で体(からだ)が10歳若返(さいわかがえ)る食事(しょくじ)

2016年6月23日　第1刷発行
2021年1月25日　第2刷発行

著　者　オーガスト・ハーゲスハイマー
発行者　渡瀬昌彦
発行所　株式会社 講談社
〒112-8001　東京都文京区音羽2-12-21
電話(編集)03-5395-3527
(販売)03-5395-3606
(業務)03-5395-3615
印刷所　株式会社新藤慶昌堂
製本所　株式会社若林製本工場

ISBN978-4-06-299851-2